黃鼎殷醫師：

「以我的全心與愛獻予各位，人生動力療法就是我將帶給各位與這個地球上的人們一份深心的禮物」

胡夏・羅司曼
荷蘭希爾弗瑟姆神經回饋中心主持人

Guusje Roozemond
Director, Neurotherapy Center Hilversum (NCH), Netherlands

在彩虹的另一端發現自己的人生

把這本書當作人生方向指引的一封邀請函，希望你們可以在旅途上跟隨自己的彩虹翱翔天際，用心去感覺這些豐富色彩背後的本質，並在彩虹的另一端發現自己人生中的寶藏。

當我受邀為黃鼎殷醫師與他的人生動力一書寫序時，在我心中想起的第一個畫面是—「彩虹」。之所以覺得他像一道彩虹，是因為他那有趣生動、不可預知，又有點頑皮的個性；之所以覺得他像一道彩虹，是因為他融貫了現代西方醫學對抗療法與古老東方能量醫學，呈現出一種來自奧秘的廣闊無涯。

這道彩虹不僅連結著天與地，更為我們這些治療師所曾工作的許多學派與療法之間的隔閡，架起了溝通的橋樑，讓我們能以更擴大的層面，進入生活中我們得面對來自心理上、情緒上及生理上的種種問題。這道彩虹帶著一種臨場的直覺力，藉由有效的人生動力課程，使我們更為容易深入的了解人生百態以及靈性支配的法則。

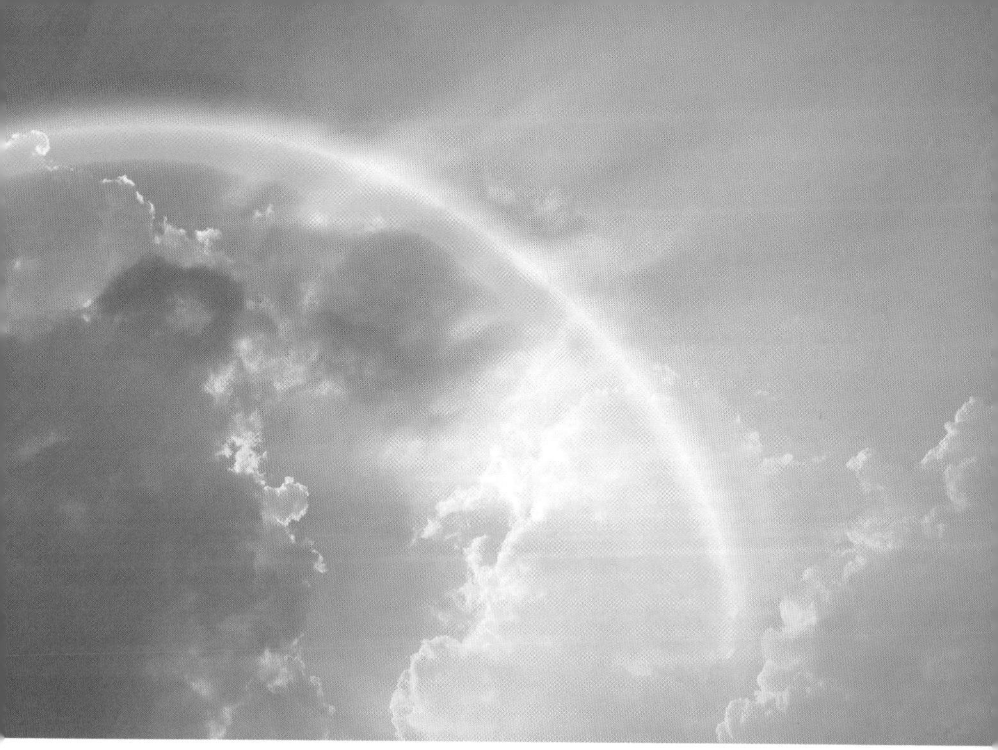

如同所有的彩虹，這道彩虹憑藉著陽光與雨水的緊密結合、對人生的疑問與好奇，以及在融合痛苦與悲傷的淚水之中，衍生出黃鼎殷醫師他的天職與熱情。一旦理解這些來自世間的試煉與苦難並不是絆腳石而是跳板時，就可了解這道彩虹完美排列的色彩，是出自於對心的憐憫與慈悲。

把這本書當作人生方向指引的一封邀請函，希望你們可以在旅途上跟隨自己的彩虹翱翔天際，用心去感覺這些豐富色彩背後的本質，並在彩虹的另一端發現自己人生中的寶藏。信任這整個存在，並帶著一顆真誠的心，來享受你的旅程，你將會因為這本書所帶給你的新發現而感到非常的驚喜！

麗芙・赫丹惠斯
比利時司瓦哈自然療法中心主持人

Lieve Haudenhuyse
Swargahealing, Belgium

心療法

人生動力所追求的核心工作是找出隱含的致病模式，並放棄舊有的執著與設定。「心療法」不是理論，而是實際的生活方式。

我們對於生命的意義和目的都有過疑問，也都懷疑過如何活出最精彩的生活。透過靈性的練習以尋求內心平靜、治療、啟發以及生命的智慧，現在已到達了一個新境界。黃鼎殷醫師將要示範給你看的「心療法」會告訴你如何為自己、為你個人獨一無二的生活中最真實的一面，回答這些人生的核心問題。

認識黃鼎殷醫師是難得的恩典，你永遠不會忘記他。當他的工作坊開課時，用「精彩絕倫」都不足以形容他的演講和課程。他的工作坊比較像是一場盛會，從來不會重覆、永遠帶來新穎和鼓舞人心的觀點，他不僅帶來創新的理念和絕佳的理論，更創造一種氛圍讓這些理念和理論能夠深植感化人心。他能夠邀請聽眾成為他自身經驗的一部份，並與他們一同進入「合一」的境界。

他信手拈來的幽默、他的熱情以及對生命和眾生的熱愛，使他能夠敲開許多原本封閉的心扉，藉由進入他聽眾的心和腦，他們有了新的體驗，許多學生都描述過他們因此而有短暫的「開悟」的經驗。他對於人性中的佛性深信不疑，促使他研究、實驗並發展更新、更有用的工具和方法，與其他人不同的是，黃鼎殷醫師有能力將隱含在某些失能的模式和疾病中的核心問題，使之平復而使身心的功能再度協調一致。

人生動力所追求的核心工作是找出隱含的致病模式，並放棄舊有的執著與設定。人生動力透過其獨特而高度有效的方式，結合古代禪宗的智慧和佛教真理，以及黃鼎殷醫師自身的生命經歷，將會刺激你的個人成長和發展，幫助你更了解人類生命的精神及本質。它會讓你對你的人際關係有新的體會，讓你能夠活在愛、喜悅和合一的生活中。

人生動力所有的技巧都很簡單且實際，應用在治療或解決你現在面對的問題，有人會在一次或數次工作坊後就立即收到很大的效果，有些人可能是在幾天或幾週後。一旦你了解、接受並且體驗這樣的內在動力，學到了經驗教訓，就能夠繼續自我的淨化思想、潔淨身心的工作。

人生動力不僅僅是各種工具新的結合方式而已，它能夠帶領人進入和諧、健康、富裕以及真實生活的大門！人生動力不是某人解釋給你、告訴你應該如何做或如何生活，而是讓你能夠深入了解自己，以一個新的豐富方式直接體驗你的生活、人際關係和宏觀世界。讓自己敞開心胸是令人興奮又深刻的事，你可能會大笑、流淚，但無論如何，你終會深深地欣賞自己和其他人，並對於生命有更新、更豐富、更有啟發性的觀點。

總結來說，我想要告訴讀者諸君的是黃鼎殷醫師的「心療法」不是理論，而是實際的生活方式，將他的方法付諸實行，你就會看到它在你身上的效用。但是，如果你不嘗試就永遠不會了解。

希望這本書能夠帶領你進入「愛」這個無遠弗屆的力量、宇宙最高的頻率，如此一來你就能夠利用愛的動能改變自我和世界。此書以及每個篇章的智慧將會陪伴著你，並一路激勵著你，希望這本書能夠達到它真正應得的成功及認可。

蘇絢慧
諮商心理師
璞成全人發展中心總監

生命的完整療癒

如果你有機緣接觸人生動力療法，相信它能引領你更深入的洞察自己的心及關係，走到自性的合一及完整。

人類生命的痛苦，往往來自那些我們身心曾受過的創傷，化為一道道難解的鎖，禁錮了我們的靈魂、意志和情感。彷彿人生是一段無盡的刑期，時時刻刻奪去了我們的自由和光明，直到我們氣盡終了。

那些無以名載的傷害，糾纏著人們的魂魄，因著這些傷害的存在，人們離開了光明，凝視著黑暗。也認定自己終將屬於黑暗，無力解脫，無力招架。這種內心深層的黑暗，來自早年，甚至個體家族歷代累積而來的傷害，有些被我們知情，有些並不。

那些積壓的傷痛，成為我們生命一個個難以承認的祕密，無法被面對及處理，以一種稱為「命運」的方式，主宰我們的人生，也主宰了我們對生命的扭曲設定。如果我們無以清明，就無法有機會認識自己的本性，活出自由的生命。

我認識黃鼎殷醫師，起源於我們曾是安寧病房的團隊成員，一同在生死邊境，體悟生命的虛和實。雖然之後，我們在助人的領域上，各自有不同的鑽研和專精，但我時常聽聞受他人生動力療法幫助的個體，分享如何從中具有清明的眼光洞察自己的人生，解開自己的心靈迷霧，解脫自己的受苦及受迫的人生制約。我想，這是黃醫師對於生命的悲憫及關懷，也是對生命的熱愛，所以他一路走來，幫助生命的開展及啟發，總是熱情依舊。

如果機緣尚未到來，相信這本書能陪伴你深入的探索自己、思索生命。生命的完整療癒，需要一次一次的誠實面對自己，也能願意解開制約及心結，學習重新理解自己人生的眼光及方式。如果，你願意活出屬於真正自己的生命，實現自己想要的自在自如，那麼，對這本書說：「Yes」，它會帶領你走向領悟的道路。

練葵芳
知名旅法作家

從夢中醒來，好好做人

人生動力是真正的治根法，一切病苦，古怪的命運，探索到真性裡去，一路清空，就剩下一個平平凡凡的人，願意承擔活著的責任，願意體解苦的真味，不以為苦，體解生老病死，付出自己。

實在不出名的人寫推薦序

由父母恩賜的姓名，沒經歷過人世榮辱的鑄煉，所以不是一塊不言而喻的生招牌，我得多費許多力氣去講述自己對人生動力療法的認識和體會，還有更特殊的一點～～我是人生動力由黃鼎殷醫師過渡到黃麗觀講師的能量轉換見證人。

這見證不是站在一旁呆看，我是整個浸泡其中，從天到地，連滾帶爬的泅泳而過，身上沒有一根毛髮不沾濕，沒有一個毛孔不充滿著人生動力的內在力量。我是人生動力催生出來的孩子。

第一次出生，由我母獨自承受了所有的痛苦和危難，我無知而幸福的領受父母竭盡所能的付出；第二次出生，由我自己掙扎翻騰承受剝離自我幻象之痛，但那個子宮呢？我在誰的子宮裡再一次出生？人生動力。

人生動力療法的威力，當我們全然敞開，予以信任，不可思議的成長會發生，我們經歷人生課題等等設定的解除，解除以後，並不置入新的所謂正面信念，而是給予實際可操作的功課，去繼續清理自己，畫蛇不添足，好讓內在清明的真知浮現，意識自然擴展。智慧從來就不是想出來的。

黃鼎殷醫師帶動的人生動力，精純陽剛，不可言說的開闊，他給出的自由，全然讓人照見自己，所有內在課題都自動放得很大，那開頭的驚嚇和困惑，我直到後來才有機會通過夢境釋放。

黃麗觀講師帶動的人生動力，厚德載物，步步扎實，恒常付出，讓人驚見自己在做夢，驚見自己原來沒有真實過。

我那不食人間煙火的少年孩子氣，被麗觀老師老老實實帶到地上來扎了根。經歷了黃醫師的照見，再讓麗觀老師震開現實的大門，我重新睜開眼睛看人世。真正的，得到了療癒，從一場夢中醒來，好好做人。

以療法而言，人生動力是真正的治根法，一切病苦，古怪的命運，探索到真性裡去，一路清空，就剩下一個平平凡凡的人，願意承擔活著的責任，願意體解苦的真味，不以為苦，體解生老病死，付出自己。

聽起來沒甚麼了不起，我能說的，也就這樣了。

黃鼎殷
瑞醫診所院長
俄羅斯成人間質幹細胞療法亞洲區首席醫療顧問

人生動力就是來自人天的禮物

人生動力療法至今已經使全世界近萬人受其益處，出脫於人生之痛苦、不幸與疾病，重拾人生的動力，前去開創更圓滿、更豐富的人生，獲得人生三寶：健康、富足與幸福。

前年開始，我將我的工作投入暫時轉入俄羅斯幹細胞療法的經營，為的是補足我四大療法中再生醫學的部份。人生動力療法這張大旗，敝人非常放心地交給跟我學習了九年的學生——黃麗觀導師，來掌承人生動力益人助人的工作。人生動力療法是我畢生的心血，十八年的投入，以東方人之姿，在歐洲（荷、法、西、德、比），亞洲（澳門、香港、深圳、馬來西亞、新加坡）遍地開花，拯救人們的病、苦、劫難。而黃麗觀導師將無縫接上我的任務與使命，繼續利益人群。

這本書，為人生動力療法之詳細介紹，包括人生動力療法之架構、理論、實務說明與見證，相信讀者可以一窺人生動力之堂奧，雖未入登堂入室，也能一解心中疑惑。盍興來乎！共同以人生動力療法解除自己與他人的病苦劫難。我常覺得：活著真好！人生動力就是可以帶給你這樣一份長久穩定的存在狀態的、來自人天的禮物！

黃麗觀
人生動力師督導

真誠感動著我正在從事的工作

人生動力療法為黃鼎殷醫師於二〇〇四年所創，與一般星座家族排列同中有異，人生動力療法較以當事人現在或過去內在經歷的事件為探索真相的根基，著重在引導當事人去發現愛與經驗個人深層的內在並發掘真相，且進一步達到與自己內外在和解的產生讓生命取得連結獲得轉化並重拾信心契機，而非將權威式指令或操作技巧加諸於個案。

人生動力療法在方法上以善意、療癒、尊重的方式，強調引導師對宇宙群體生命價值的慈悲心，亦步亦趨地去尋線探索當事人的潛在設定，在個案的創傷裡細心專注地跟隨、適度的陪伴成就整個人生動力療癒的歷程。

人生動力療法讓我們相信，真正貼近生命的療癒是透過真相與和解，勇敢地順著生命之流的歷練與體驗，就其源流既已存在的內在世界裡，輕巧順勢地探尋生命中值得我們去體察的愛與感動。

人生動力療法站在順勢引導的地位，讓人們心靈渴求的得以轉化進而產生向陽能量的展現，並且更有動機地促使每個人自覺到自己的內在資源，我們也信任，您的幸福便在給自己更多的愛與觸動的交會處。真誠愛自己生命是答案。

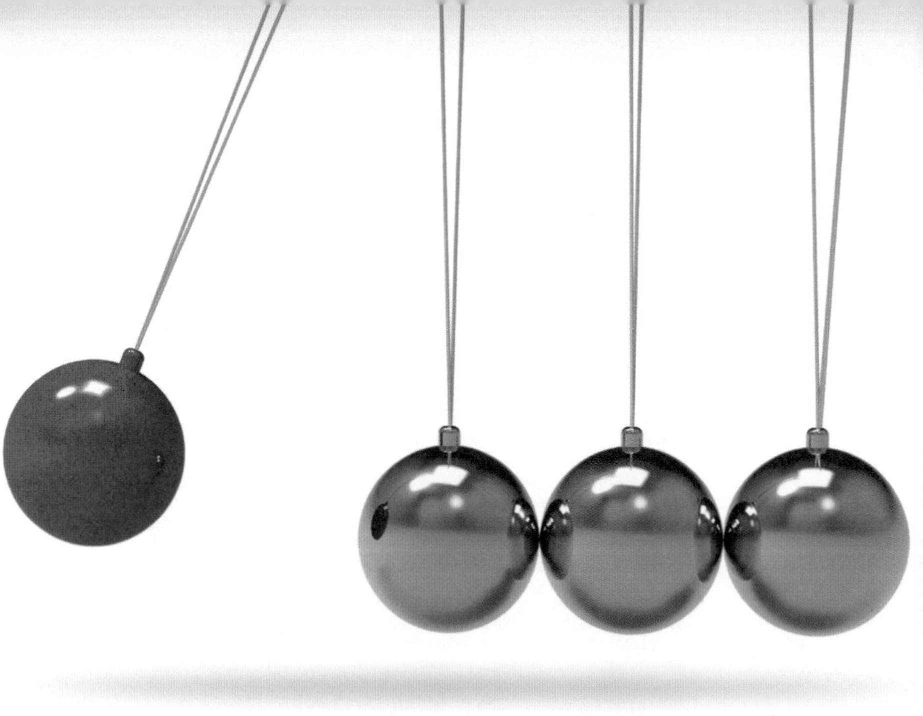

人生動力療法

以生命能量摘除心理與生理的病因逆轉人生命運

黃鼎殷 / 口述
黃麗觀 / 編著

晨星出版

古佛的傳說……

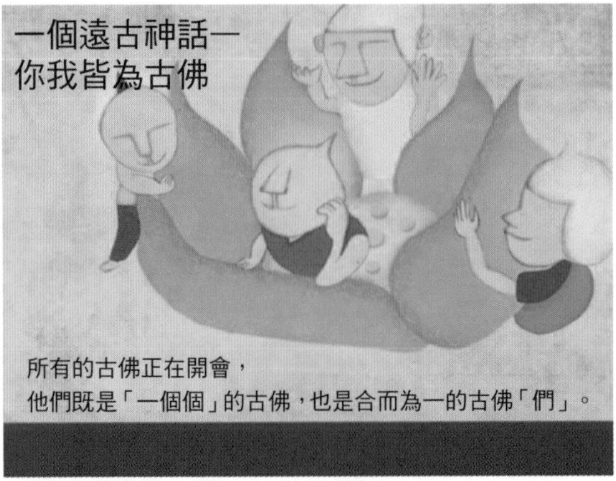
一個遠古神話—
你我皆為古佛
所有的古佛正在開會，
他們既是「一個個」的古佛，也是合而為一的古佛「們」。

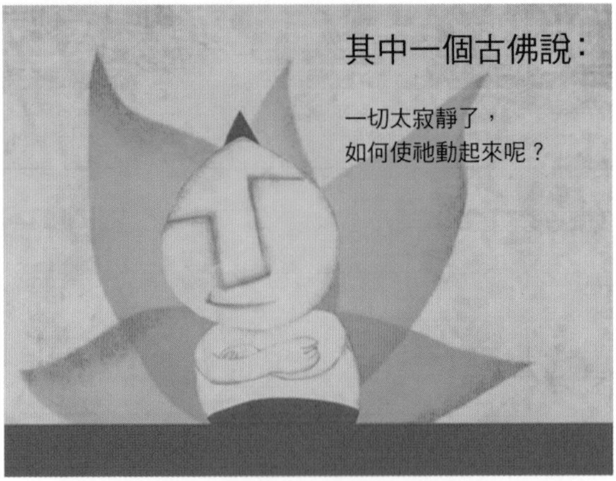
其中一個古佛說：
一切太寂靜了，
如何使祂動起來呢？

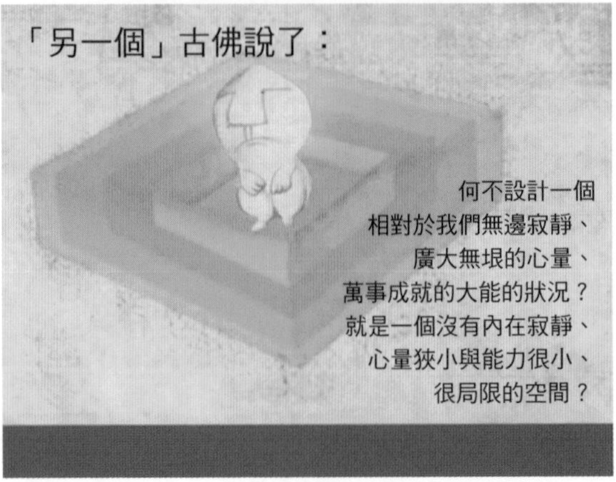
「另一個」古佛說了：
何不設計一個
相對於我們無邊寂靜、
廣大無垠的心量、
萬事成就的大能的狀況？
就是一個沒有內在寂靜、
心量狹小與能力很小、
很局限的空間？

此時，「所有古佛們」皆很興奮，因為
無始的時間過去了，終於有點事做、有遊戲玩了。

此決定一下，
這個沒有內在寂靜、
心量狹小與能力很小、
很局限的空間就剎時形成了。

另一個古佛說：
進入這個空間之前，
我們要將這些無邊的寂靜、
無邊的心量與萬事成就的大能放在那裡？

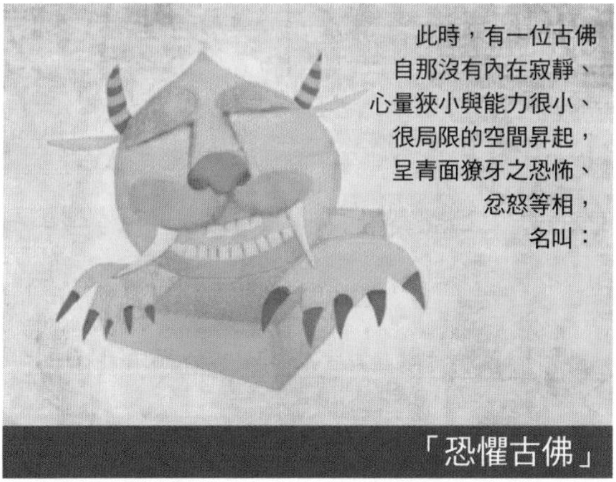
此時，有一位古佛
自那沒有內在寂靜、
心量狹小與能力很小、
很局限的空間昇起，
呈青面獠牙之恐怖、
忿怒等相，
名叫：
「恐懼古佛」

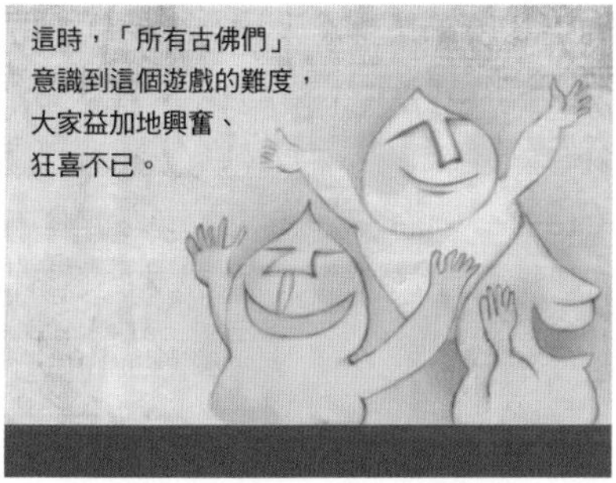
這時，「所有古佛們」
意識到這個遊戲的難度，
大家益加地興奮、
狂喜不已。

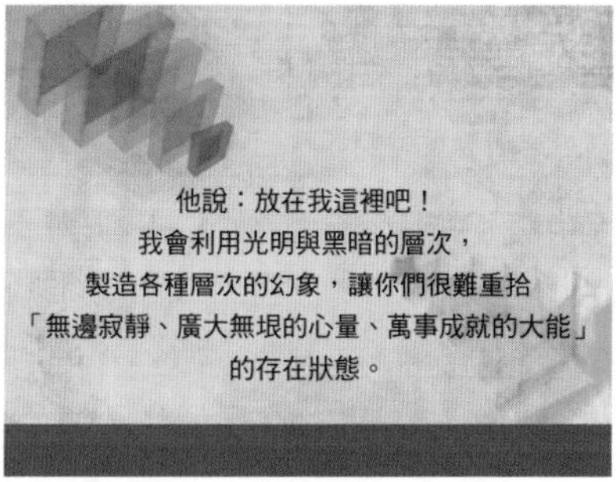

他說：放在我這裡吧！
我會利用光明與黑暗的層次，
製造各種層次的幻象，讓你們很難重拾

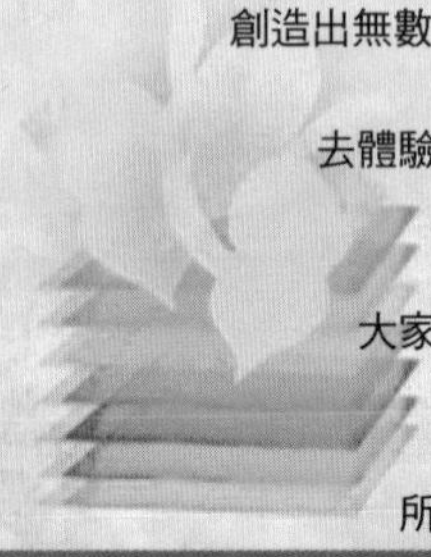

又有一個古佛提議：
我請求「恐懼古佛」，
除此之外，也請在各層次之中
創造出無數的平行幻象空間，讓難度更難！

去體驗的古佛們裂解出更多的小靈魂，
同時去經歷不同的幻象空間，
之後，
大家再合一、一起分享所有的體驗。

此提議一出，
所有古佛們又再興奮、狂喜不已。

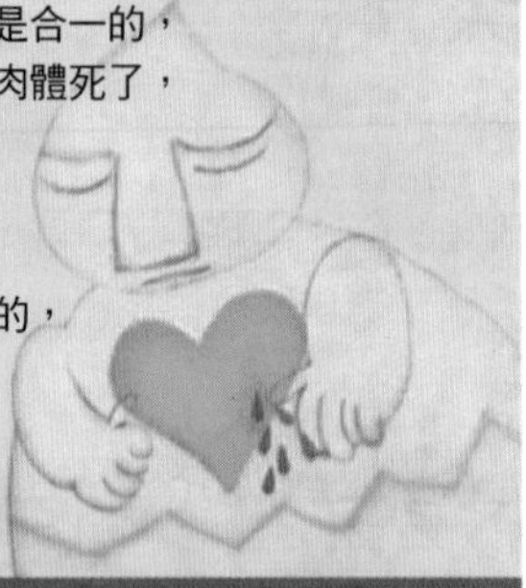

而「恐懼古佛」實在是個幻象大師，
他說：我再加入一個難度，
就是讓你們暫時忘記你們原本是合一的，
使你們受限於肉體，並且以為肉體死了，
你們就會消失而死去；

並且，讓你們忘記
這個空間的資源與能量是無限的，
以為必須搶奪才能保持不死。
因此你們會相互傷害，
體驗被傷害的感覺。

急於去體驗的古佛們，
對於難度的增加，
已經興奮到無法形容的地步。

有「一些」古佛意識到這般的難度實在太高，
可能要花很多的時間才回得來，

因此，
他們說：我們就留下吧，你們去體驗，
我們會為你們安排特殊的中止遊戲的功能。

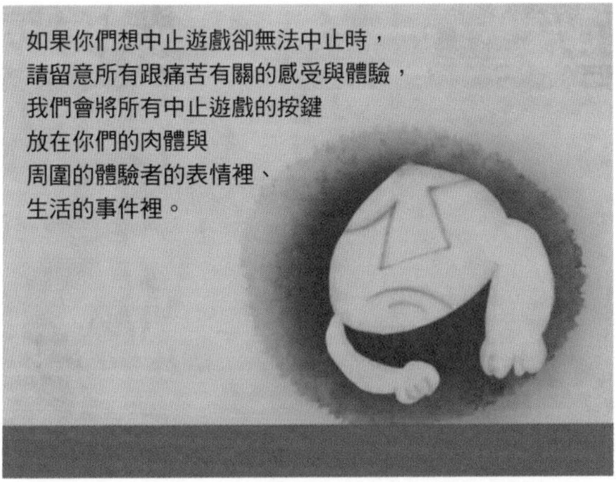

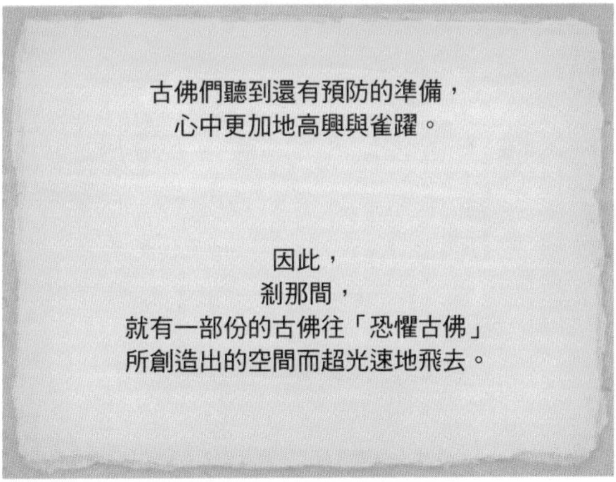

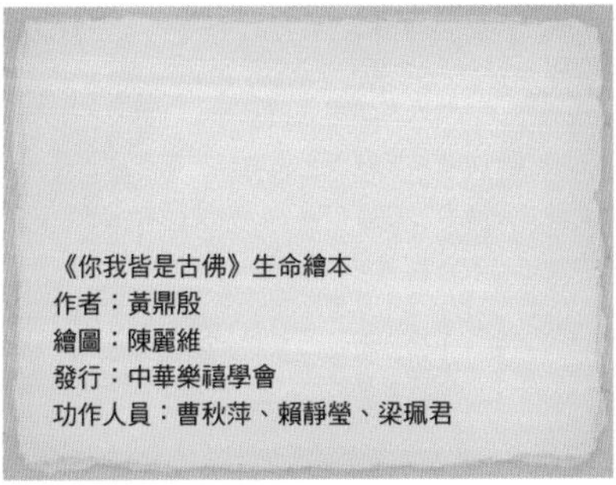

如果你們想中止遊戲卻無法中止時，
請留意所有跟痛苦有關的感受與體驗，
我們會將所有中止遊戲的按鍵
放在你們的肉體與
周圍的體驗者的表情裡、
生活的事件裡。

古佛們聽到還有預防的準備，
心中更加地高興與雀躍。
因此，
剎那間，
就有一部份的古佛往「恐懼古佛」
所創造出的空間而超光速地飛去。

《你我皆是古佛》生命繪本
作者：黃鼎殷
繪圖：陳麗維
發行：中華樂禧學會
功作人員：曹秋萍、賴靜瑩、梁珮君

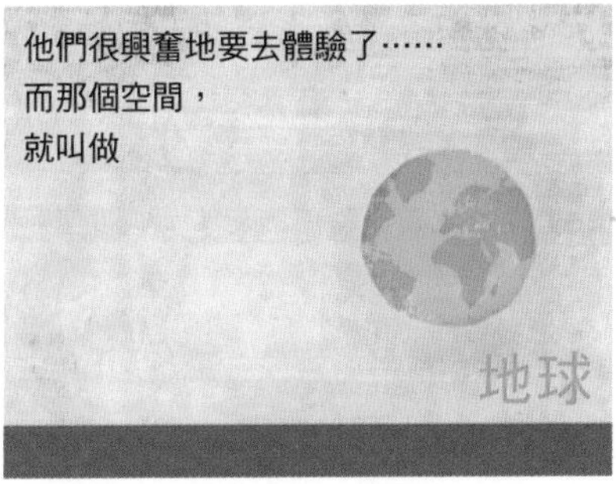
他們很興奮地要去體驗了……
而那個空間，
就叫做
地球

影像連結：https://www.youtube.com/watch?v=3Hq05E8zpUY

四大信任文

人生動力師總督導　黃鼎殷醫師

我今自心生起大信任
信任內有自明的本性
我今自心生起大信任
信任外有自然之真如
我今自心生起大信任
信任中有一體感動之真心
我今自心生起大信任
信任事事皆有奧祕完美之安排

我今立得大休息
無為順流
從容中道
我今立得大作為
進入一體感動
完成感動
即與天地

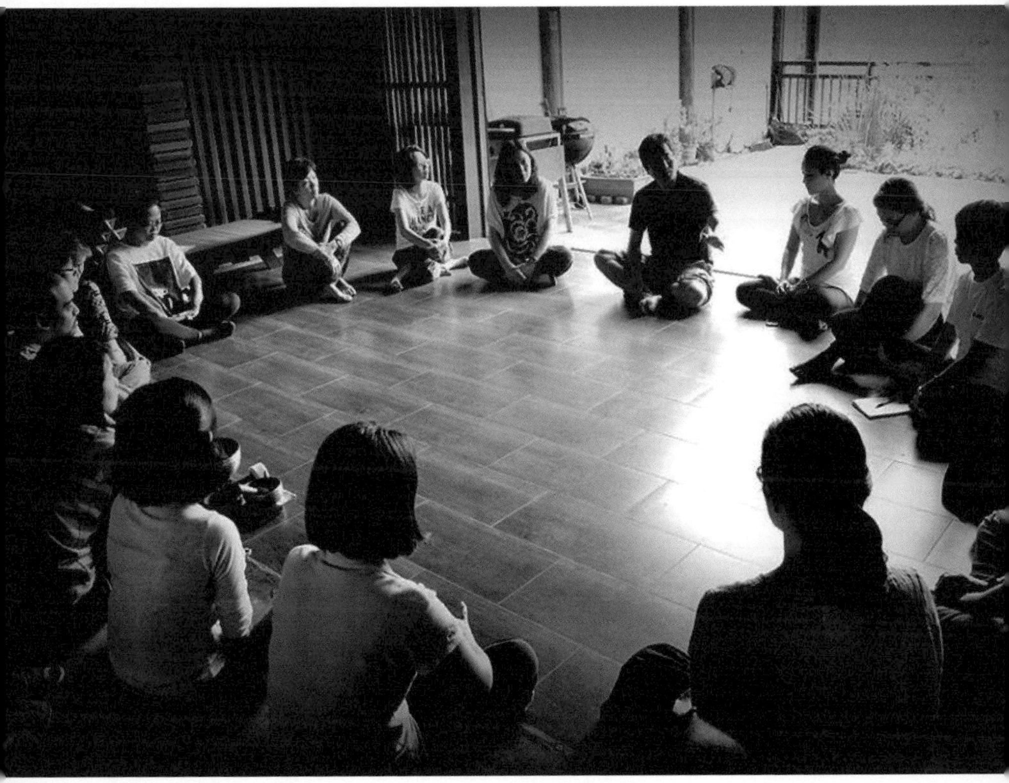

Contents
:目錄

卷二／設定決定了命運

卷三／改變命運的祕密——人生動力

卷四／認清自己，才能突破困境

第一階主題內容

卷五／人生的十三大課題

第二階主題內容

卷六／

第三階主題內容

追求完整的心

卷七／其他專題 親密、親子、疾病苦痛和創造自己的命運

卷八／人生動力——自我療癒的八個簡易法

後記

卷一

人生動力緣起

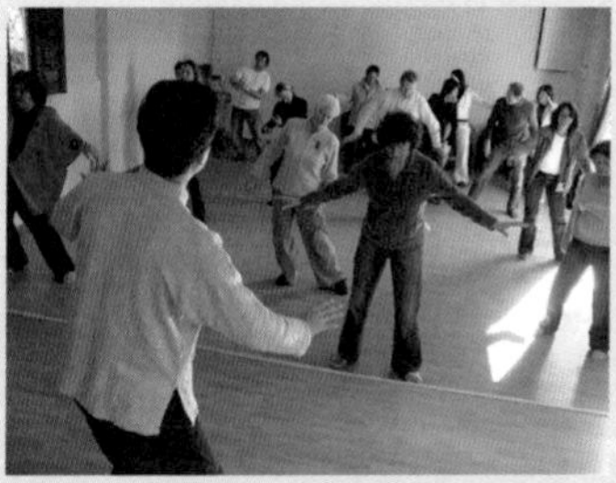

我的內在啟蒙可追溯至童稚時期，迄今雖已屆四十，但對我而言，這四十個年歲之記憶完整且似乎從無間斷，至今仍可輕易地憶起生活點滴，立體式的回憶仍歷歷在目。

我的內在啟蒙

在童年的我，一切如幻似夢，而且也常常夢與真實無法分清楚。

我有五個姊姊，她們都提到了我小時候常見的狀態，那就是不太參與遊戲，喜歡旁觀；而我自己的回憶裡，我在小時就有一種在現場又不在現場的感覺，若即若離，眼前的情境對我而言，不甚真實。於是有一段時間，我常常對眼前的許多東西咬、敲、看、聽……好像試著要證實它們存在的真實性。我自幼就常常有一種悲憫之情油然而生，爾後方知道這與母親懷我時的心情有關，究因於我未出世的大哥在母親的胎中夭折，還有我前世的經歷與願力。

小時候，我非常地愛哭，可說是街坊中相當有名的愛哭，哭功之強可從一件事中看出：我的母親曾嘗試出外工作，我從她出門哭到她回來，從未間斷，累煞了我的姊姊們。嬸嬸還因此編了一首歌笑我，大意就是：「你是很愛哭的小嬰兒，但是一吃到媽媽的奶就不哭了……」。我這般地來到人世間，眾人也不離如此吧！我們就這樣開始了人生，既獨特又相似的人生。而到最近我也才真正地體驗到：這種童稚的狀態是如何的圓滿與幸福。

人生是多變的，人生中不同的事件形成了不同的體驗，如果能拉開一點距離回頭來看自己的人生，對曾經非常強烈的人生事件就能處之淡然，也較能了解事件的前因後果。**我常想，人生真正的意義是什麼？也許老天爺的設計不過就要我們體驗自己的人生過程罷了！成功的企業家也是一生；街頭流氓也是一生。人們常常想，如果我是某某某該有多好？但真的嗎？**

我認識一個已經七十多歲的長輩，他繼承了父親留給他的事業，有數家金控公司，以及底下再投資的數十家子公司，身家好幾個億以上，但是兒子在國外發生意外溺水而死，現在與太太分了居，目前孤單一人在大陸。

另一個，也是個長輩，五十多歲。早年從事金融業賺了好幾個億，轉而投資建築業，黑白道通吃，很想有孩子，但是至今仍然膝下無子無女。

每個人的人生都有它的好與個人課題。人之所以想要當別人的原因只有一個，那就是為自己找一個繼續做個半死不活的人的理由。我的老師說：「人，寧願痛苦，也不願意辛苦。」承擔自己不是難事，但得辛苦的面對並拿出行動改變自己卻不簡單。許多人只是以受害者之姿佔盡便宜，卻又哀叫呻吟，訴說自己多麼悲慘、痛苦，繼續地乞討求憐。這沒有不對，這只是一種停滯自己成長的生存策略而已。人生的真相，就是真善美與恐懼死亡而產生的生存競爭的總合與交錯。

認錯

我從累世至今世，甚至到此刻之前，我犯了許多的錯誤，這些錯誤產生了不幸、痛苦甚至疾病。我認了我的錯，我解除了痛苦、不幸與疾病背後的設定，並且以行動彌補它，因此我得到了自由，我的天空多了一片清明，偶爾得以窺見體驗「萬里無雲萬里天」與「慧日當空，朗照萬有」的境地。

這種由犯錯、覺察而解除並以行動彌補的體驗與過程不是我獨有的，是每個人都具有，也是每個人來到人世之前就了解的，這是人生必然且承諾自己要去學習體驗的過程。我的老師說：「這個真相與真理，八歲的小孩就懂，但是到了八十八歲仍不一定做得到。」

癌症病人與死亡意願的發現

我個人走上研究解除人生的苦痛這條路，最早是在馬偕醫院的安寧病房中與癌症病患相處，加上後來我的摯友也因癌症而死亡。在接觸這些癌症病患的過程中，我意識到癌症病患內在其實是有強烈的死亡意願，當時我非常地震驚，因為大多數的病患都會說他們有多麼地想活下去，但其實內心是非常想死的，他們的內在充斥著許多矛盾，就像我們一般人的腦中也存在著許多虛擬實境一樣。

在馬偕醫院家醫科當住院醫師期間，我們得選擇安寧病房三個月的實習，之後也可以申請安寧緩和專科醫師執照。在那三個月之中，我學到了很多，包括發現我自以為是的無懼於死亡，其實是個天大的笑話。開始的短短兩周內，安寧病房裡就有十位病患過世，甚至其中幾位是前一天才互道再見的，隔天就與他們天人永隔了，這種很深的驚嚇讓我久久無法平復，因此我有一項非常重要的發現，那就是癌症病患的死亡意願。

那時我有一名罹患肺癌的女病患，因為安寧緩和的處置相當地好，她經常很輕鬆地與我談天說地。當時，她讓我看她罹患癌症之後去跳元極舞、去旅遊的照片時講這句話：「黃醫師，我得到癌症之前，我就想死了。」而且在我幫她體檢時她也講了同樣的話。原來在她罹患癌症之前，因為先生是個小導演，是在那個圈子裡，常常和一些初入道的女演員們有複雜的關係，於是她內心非常煎熬，而且同時間，她的公婆一個中風臥床、一個股骨骨折不良於行，加上子女的教養，她只能一個人獨撐一切，對她而言每天的生活就如地獄一般，因此，她常想：如果我死了就不用在人間受苦了。

有一天，我突然心生一念，究竟罹患癌症前就有死亡意願的末期癌症病患比例為多少？於是我就針對安寧病房的病患們做了一次口頭的問卷調查，當時由我負責的共有十五位病患，加上其他常和我談天的病患，共有十八個樣本，結果其中竟然有十七位末期癌症病患在罹患癌症之前就有死亡意願，剩下一位並不是沒有死亡意願，而是之後他陷入昏迷，無法回答我的問題。結果是如此高的比例，令我嚇了一跳。

之後，我於二〇〇六年到德國拜訪我在歐洲的伙伴羅塔荷南瑟（Lothar Hirneise）時，我們竟意外地相互印證了癌症病患的「死亡意願」這個現象。他的故事是關於一位罹患睪丸癌的德國醫師，他被安排到外科病房準備摘除睪丸手術，在同一間病房裡，共有四名男性病患都罹患相同的癌症，也一樣被安排在外科的標準流程中：灌腸、吃藥……等準備工作。有一天，他們聊了起來，竟意外地發現原來四個人都有相同的境遇，都有一位親人在一年內死亡，而這位醫師自己的兒子是因為車禍在半年前過世，他頓時覺得這絕對不是偶然，其中必有原因，因此之後展開了相關的研究，後來發表了一篇關於癌症病患死亡意願的論文。

可見，不論東方或是西方，真理就是真理，與地域無別。

人生動力的推力

我在服役時認識了一位朋友，之後因為分隔兩地關係也就漸漸淡了，再聯絡時，她卻已經罹患了癌症，她在電話裡對我幽幽地說著這一切，我也請她來讓我看診。她接受了我的「毒出能入」療法，也拿掉了皮下荷爾蒙避孕器，第一年的治療可說是相當地成功，再回到醫院檢查也查不出有癌細胞的存在了。

但是到了第二年，也許是之前成功的治療使得我們都鬆懈了，她也沒有再去醫院追蹤。有一天她突然大出血，於是立即去做超音波檢查，卻檢驗出腹腔內有五公分大的腫瘤，距離上次檢查只隔了十二個月，之後又接連幾次大出血，她便開始在醫院與家裡之間來來去去。

當時，我應用了所有我知道的療法，包括心理療法，還有我在安寧病房中學到的體驗，甚至是以解除死亡意願來做各種整合輔助醫療的協助。雖然當時就已經發現了她的死亡意願，但在那一年當中，我無法突破也非常挫折的，就是無法幫助她放下死亡意願。她說：「只有我以痛苦死亡的強度，才能還我對不起的人們一個公道。」幾周後，她過世了，留下我痛苦地自責不已。

於是，從那時候開始，我比以前投入更多的時間與加倍的精力，更有系統且大規模地研究如何解除死亡意願的設定，持續地進行了六個月的臨床與學理的研究。終於，我完成了這個系統性的方法，能夠滿足我對精神與心理治療上的要求，這套方法我稱之為「人生動力」。

卷二

設定決定了命運

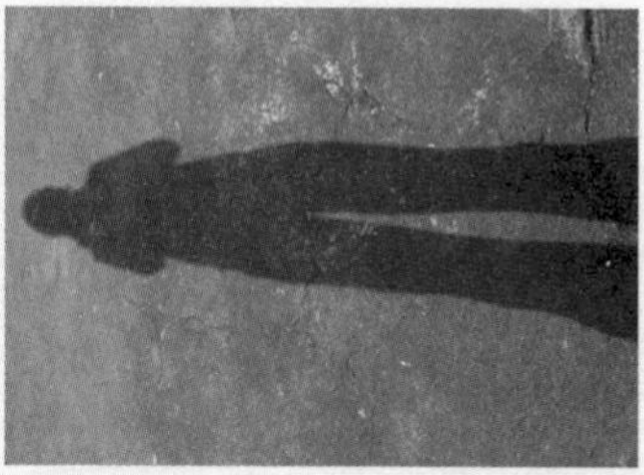

「病人為醫學之母」。從醫以來，我不斷地從我的病人們身上得以實踐與驗證我的方法，現在我很榮幸能站在這巨人的肩膀上，透過他們的生命經歷我整理出人生動力這套方法的核心概念：人生的痛苦、不幸或疾病都是根源於「設定」，而設定就是存在於人類頭腦中固著的情境，這些情境經常不經意地影響我們的人生，使我們陷於人生的困境，甚至經年累月地重複同樣的痛苦模式，於是形成了我們常聽到的「命運」，以為這即是不可破、不可改的宿命，以為命即如此永不得突破。

頭腦的設定形成痛苦的命運

人類每一刻所感知到的一切，都是透過語言和影像所產生的一連串情境，在這些持續進行的情境當中，會有一些特別固著於潛意識之中，因此造成痛苦、不幸或疾病的人生，我稱之為「設定」（Mind settings or Mindsets）。

會造成人生痛苦的「設定」，是由過去曾受創傷的情境畫面，加上當時情緒負荷所形成並儲存在潛意識之中。因此潛意識中的創傷影像與其當下伴隨的情緒負荷，也就被設定形成頭腦裡的自動執行程式（.exe），這個自動執行程式就如同預先安排好的人生劇本，日後將吸引相類似的人生情境與人事物在生活中不斷地重演，所以有「設定」的人常常會覺得冥冥之中有被命運捉弄，無法超脫的感覺。

例如妳先生昨天跟妳吵架，妳覺得非常難過，但他今天不知為何心花怒放，送了妳一束花，但當妳拿到那束花時，卻對他咆哮說：「你少來了！沒有用的，我們兩個人這輩子就痛苦到死算了！」顯然他已經不是昨天的他了，但是妳腦中的思想、念頭、影像、聲音並沒有改變，仍停留在昨天的情境裡，這就是因為設定卡在那裡，讓妳無法進入每個不斷在改變的當下，於是妳只能停留在過去的情境和創傷之中，也就是活在設定所形成的命運裡。

又假使你的父母在你小時候曾發生嚴重的爭吵，父親打了母親，這樣的情境就會形成你小時候內在的恐懼，因此恐懼便形成了你內心情緒的負荷，而父親打母親的情境則會形成設定。若你是位女性，日後交往的對象極可能也會對你施以暴力；若你身為男性，則可能會對日後交往的對象施以暴力，因為這樣的情境已經變成你內在的自動執行程式和設定。而**人生動力這套方法就是要解除像這樣的設定，終止伴侶關係中暴力相向的命運。**

設定的本質

設定是潛意識的作用，因此遠比大腦思考的執行程式來的強大，**如果不能徹底的解除潛意識裡的設定，那麼命運很難僅由頭腦的理解來改變。**

頭腦的設定會自動安排你接近什麼樣的人、遇到什麼樣的事，這與《祕密》、《吸引力法則》等書中所提到的概念相似。也就是頭腦所記錄下來的創傷情境，會自動幫你安排所有的人生歷程。**就像現在你正在閱讀這本書一樣，這不是偶然，曾經有一刻你想知道自己的痛苦究竟從何而來，於是這個念頭就自動發酵了，所以你正在看著這本書，感受這一切。**

命運會自動幫你安排一切你所需要面對的事物。也就是說，凡是發生在你身上的任何事，都是老天爺要送給你的禮物。但如果因為腦袋的設定和雜念，使你無法放鬆、無法感受當下周遭正在發生的人事物……，那麼你就會因此錯失、自動掩蓋、篩選掉很多珍貴的人生體驗，例如：你無法感受到先生送花的心意，因為你還停留在昨天的氣頭上。

因此「設定」，我指的是在頭腦裡的設定，不管你是否意識到它的存在，它仍會一直以語言、聲音、文字、圖像等各種形式存在，並且形成你的命運與生活上的困境，帶給你痛苦、不幸或疾病，讓你成為頭腦思想的奴隸。唯有「解除設定」才是徹底地讓生命自由之道。

四個原始設定（生命的第一假說）

瞭解何謂設定，也瞭解了命運如何形成，但在設定與命運的背後，宇宙早已經制訂好一套生命的遊戲規則，如果我們可以瞭解這套遊戲規則，我們就得以掙脫命運的枷鎖，並且找到生命的意義與答案。

針對人生痛苦產生的根源，我歸納整理而成「四個原始設定」，這也是我對生命的第一個假說。人生這場遊戲，是把地球視為一所學校、一個遊戲場，每個人都是來自亙古的古佛（關於古佛的傳說，請翻閱本書第18頁），一起來到地球重新學習、重新體驗靈魂全都是來自於「一體（Oneness）」。為了體驗這個一體，靈魂選擇了各自分裂為不同的個體，來相互提醒、互動與學習，以共同完成這場靈魂遊戲。在這場遊戲中，靈魂共同創造了幾項遊戲規則與原始設定：

第一個原始設定：「斷裂」的假象。創造與一體斷裂的假象，這個假象令每個個體無緣由地恐懼自我會消失而感到痛苦，藉以推動個體體驗生活中的各種創造，以及體驗生命本身。

第二個原始設定：「對象化的創造」創造萬事萬物及無數的可能。這個無數的可能令每個個體之間產生對象化，清楚的區分你與我，而形成他人的存在可能導致自己消失的恐懼，進而教導個體體驗，你本是我、我本就是你，我們本是一體的。

第三個原始設定：消極的說是抵抗，積極的說是直接攻擊傷害他人。因為將你我對象化的恐懼，造成人與人之間的戰爭、女人之間的爭奪或是男人之間的仇殺等，形成痛苦的基本模式，即你不是我、我也不是你，為了生存只好除掉或傷害對方。

第四個原始設定：與受你傷害之人有相同的體驗，來為自己曾做過的付出代價。因為脫離了一體感、區分你我且互相攻擊對方時，對方所受的驚恐情景與情緒，會深深地烙印在施暴者的腦海中，而這個腦海中的烙印，也就是設定，會在日後某個片刻，安排施暴者經歷同樣的場景，以體會與受暴者相同的受傷經驗，藉以回到一體感之中。每個人都可以試想：「我現在受的苦，就是我曾經對別人做過的！」，這樣就可以感覺到彷彿人生又開了一扇窗。

不只有這一輩子（生命的第二假說）

若生命的痛苦是由四個原始設定所衍生出來的，那麼痛苦就會像一棵樹一樣不斷地生長，因此我提出對生命的第二個假說：「我們不只有這一輩子的生命」。這個假說的發現，是當我的個案深陷在這輩子未曾對別人做過的傷害中，痛苦不已時，我運用了人生動力的技巧，讓個案內在受創的情境浮現出來，沒想到這個個案居然可以看到一些非現代的情景，因此我姑且將它當成真實的事件來處理，用人生動力解除其中的設定，而個案的痛苦也真的消失了！

我無法確切的回答這是否真的有過去世，但是以這個有「過去世」的假說條件在臨床上操作，確實是有效的，而且它呈現出來的情境也是如此。所以我把有過去世的假說也納入人生動力的方法中，才能更有效地解決個案的困境與設定。

命運的種子

在「四個原始設定」及「過去世」這兩個假說之下，我發現其實累世的經歷與資訊會全部儲存於人類的潛意識中，並依照過去經歷所形成的設定，產生命運的種子，等待時機成熟時，這顆種子就會自動萌芽、啟動、成長、發揮作用，並且吸引相關的各種人、事、物等條件，像一個全方位的導演一樣，將該有的場景、角色、工具、時間、地點等完全安排妥當，然後開始上演「命運」設定的劇碼。

單就人的一生而言，從受精那一刻，靈魂就會開始紀錄設定，有些人甚至可以追溯至尚未受精之前。有些在潛意識裡的情境會被壓抑或封鎖，但隨著壓抑或封鎖的程度越強，就代表當時加諸於他人越深刻的受創情境，當解除這類深層的設定時，顯現出來的場景通常會超乎想像，甚至令人難以理解，但這些也的確都是由我的個案經驗中所歸納出來的法則。

創傷與療癒的過程

事實上，命運是宇宙十分奧妙的安排，它既是人生預先選好的課程，也是自我療癒的過程，這個過程透過親身體驗被傷害的人的感受，讓兩個破損的圓又再度融合為一體。**透過體驗別人的痛苦，藉以回到自己與人們之間的一體感之中，這就是在宇宙間不斷地自動運行的循環**。在印度教中被稱為「業力（Karma）」，原意是指會動的輪子。這個輪子不停的轉動，其中有創傷也有療癒，這些創傷與治癒同時在此輪中不斷地循環轉動。

在荷蘭的一場工作坊中，有一對夫婦想離異持續有七、八年之久了，我不是用一般婚姻諮商的方式，而直接就當事者的設定進行團體動力。結束之後，我請夫妻二人相互對看，並且誠實地告訴我，原先他們之間的問題是否還存在？他們兩人異口同聲的說：原先的問題已經不存在了！所有現場的學員都感到十分訝異，如此多年的感情問題竟可以在一小時的團體動力之後就消失了。

我認為這就是我作為一位醫師的價值所在：能夠帶領個案在短時間之內用很有效的方式順利地走過已忍受多年的痛苦，並且幫助他們掙脫命運的枷鎖。

卷三

改變命運的祕密——人生動力

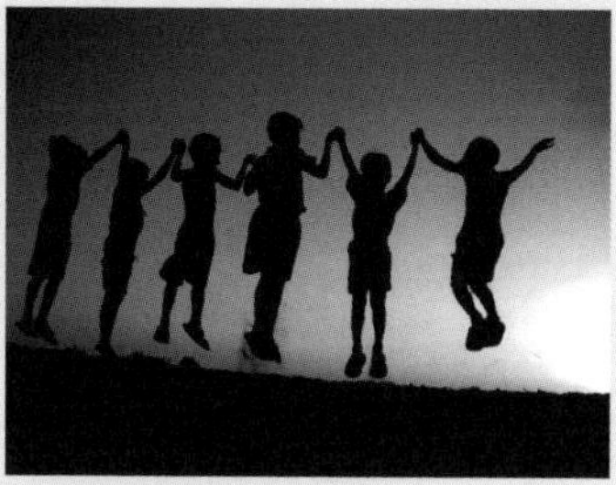

命運的形成來自於潛意識裡的設定，而我創造了一套解除設定的方法名為「人生動力」。

這套方法是我以多年來鑽研中國文化經典（儒學、易經、老子、四書五經等）打下的深厚基礎，結合我在國內外臨床與治療的豐富經驗，獨創出來的生命成長療法，並且將其設計成為一系列身心靈全方面療癒的課程，透過認識並面對所有痛苦的起源與機制，以解除人生痛苦、不幸與疾病背後的設定，因而突破生活的困境，改變人生的命運。

生命歷程中無形的毒素是思想與情緒的設定，解除這些設定的方法，叫做人生動力療法。藉由人生動力療法將一生的病痛從容地解開、釋放、解除設定，透過人生動力場的的展現，帶領你領悟自身的生命功課，重新建立家庭、人際關係等愛的序位，進一步解決你在當下的人生課題，啟發你的生命，引領你進入完成感動的大心量與高能量生活中，重拾生命的品質與意義，從而預定一個解脫清新的人生。這套方法已經在歐洲、亞洲與台灣各地實行，讓無數參與者從此法中獲得獨特的生命轉化，重獲新人生。

人生動力的兩種形式：個人動力與團體動力

「人生動力療法」是我以多年在臨床與國外的治療經驗，獨創出來的生命成長療法，更是具備身心靈全方面療癒的方法。一個透過認識並且面對所有痛苦起源與機制，以解除痛苦、不幸與疾病的療法。這個療法分為兩種，一種為一對一的個人動力引導，另一種為團體動力的排列。「個人動力」主要在清除個人內在的設定，可以深入地清除頭腦中各種細微的設定，而「團體動力」則主要在處理系統性的設定，最常見的就是家族裡或人際關係裡的群體設定。

團體動力和個人動力這兩種形式的運用，就像是要拆毀一幢廢棄大樓一樣，假設這幢大樓就是頭腦層層疊疊的設定，團體動力就像引爆裝置在建築物梁柱上的炸藥，可以將主結構炸毀破壞，而個人動力就像是將所有碎石、廢棄物運送出來一樣，兩種方式可以相互配合，將設定徹底摧毀清除，相輔相成。

舉例來說，若個案曾經或是經常有自殺的念頭或行為，與人生的挫折或痛苦經歷有關，就可以用個人動力的方式來深入解除自殺設定的起源。但如果在家族前幾代當中，也曾經有家庭成員自殺的例子，卻因為家族視之為祕密而不願再提起或面對，就會形成家族群體能量中的黑洞，並吸引家族後代子孫也同樣有自殺意願，像這類家族動力裡的問題，就可以用團體動力的方式來處理。

不過，人生動力通常需要本人參與，但如果現實狀況不允許，也可以透過親屬或有深層連結的人來幫助。以植物人的例子來說，個人動力是不可行的，因為當事人無法行動或言語，但他的家人可以代替他進行團體動力，解除源自於家族動力的癥結與設定，或是家庭成員已經持續個人動力一段時間，進入十分深層的階段，那麼也會間接的影響這位植物人。

曾經就有個個案，是由太太來代替植物人的先生進行團體動力，而太太本身也已經做了許多次的個人動力，之後他的先生的確也跟著改變了。這位太太問我：究竟是因為她自己個人的動力改變而影響了先生，還是因為代替先生參加團體動力的過程直接改變了她的先生？這個答案我無法確切的回答，但是「透過太太的改變的確也會改變先生」這部分倒是可以肯定的。

所以我們個人的受苦，除了用個人動力引導來解除個人深層痛苦的設定之外，也可以用團體動力排列的方法來進行系統性的處理，這種團體排列的處理方式是屬於比較系統性、家族性的，包含公司、任何的組織團體均可。

再者，個人引導與團體排列的人生動力療法，也可以解決個人生理上的疾病，因為**十三個人生課題都會對應到身體的某些器官，例如：肝臟與不敬自懲有關；死亡恐懼與腎臟、脊椎有關；心靈債主則集中在頭、脊椎、背部、肩膀等處，所以都有身體上的對應**，因此在治療疾病上，個人或團體人生動力療法也都有間接或直接的效果。所以接受人生動力療法且進行到最後的人幾乎是不會生病的，因為有關生病的設定都已經被解除了！而且也很少會有意外發生在他身上，因為意外發生是自己所安排的。所有的痛苦、不幸與疾病，其實都可以透過動力得到解決。

人生動力的四個特性

在創造人生動力這套方法的過程中，我整理出四個很重要的特性，這四個特性也是這套方法之所以可以快速、有效地突破設定的關鍵性因素。

能量場：對於團體動力中能量場的覺察與應用在很早前就有，這是源自於東方修煉體系之貢獻。德國海寧格有一套類似團體動力的方法，他一開始是以現象學與老子思想導入類似能量場的做法，之後才有所謂的「靈魂移動」。而我在一開始做團體動力時，就發現有能量場自動開啟的現象，並且發現動力能量場的能量高低與帶領者之心量與能量的狀態息息相關，也就是與其內在修煉、修養的深度與層次有密切的關係。因此我在培訓我的人生動力師時，也特別注重這一點並加以訓練。

設定：人類因為過去創傷經驗，或是傷害他人的影像而形成的內在銘印，我稱之為設定亦可稱之為業力。其關鍵原理就是「欲知前世因，今生受者是」。人類所受的痛苦、不幸與疾病就是人曾經對他人做出的傷害，或是在原生家庭中對父母與祖先的忠誠與愛所致。清末民初王鳳儀先生所提出的「信因果，不怨人」就是人從痛苦中得到放鬆、釋放與療癒的關鍵。

有一位憂鬱症患者，不斷地想離開丈夫，她的頭腦解釋是因為婚姻生活很痛苦，巧合的是當她想著要離開先生時，以前的男朋友就剛好會出現，或打電話給她。經過我的團體動力發現，因為她對於離異父母的忠誠，她覺得自己不配有幸福的婚姻；另外還發現當她還在媽媽肚子裡時，媽媽就想要離開父親，而她之後也真的離了婚，去與舊情人復合。這種胎中的設定導致案主與媽媽的感受相應，並以為是自己的感受，因此重覆媽媽經歷過的一切。當設定清除之後，大幅改善了她的夫妻關係，還好可以發現與解除了這個設定，否則她的孩子恐怕也會因為盲目忠誠的愛，而重蹈覆轍。

家族中的替代或追隨之行為：在人生動力中常見個案替代或是追隨家族成員的痛苦、不幸與疾病的現象，要解除這樣的設定也得由此去切斷這種替代與追隨的行為模式。我發現這種現象是由於人們在前世所累積的業力與這個家族之業力模式相符合，因此，人由感應而投胎到這個家族而成為此家族之成員，並且承接「過去世」之業力的功課，做為人類累世學習中的一段。

我在比利時有一位長了腦水瘤、半身不遂的年輕男性患者，在前一年的個人動力介入之後，順利的完成腦部外科手術，就連外科醫師都對他的復原感到奇蹟；隔年在三階工作坊中，他處理到他與姊姊之間的對立，結果在團體動力中發現，他們各自替代了「過去世」一件謀殺事件中的「兩造」，在解除設定之後，這位個案潸然淚下、感動不已，也因此解開對他姊姊多年的恨意。

像這類子孫後代代替父母親與祖先輩受過與贖罪，而導致自己罹患身心疾病的種種理智上無法自覺的心靈現象，經常可以在人生動力中呈現出來。

死亡意願：在這麼多年研究人生動力的過程中，對大多數個案尤其是癌症患者，最重要的發現就是死亡意願。它就是所有痛苦、不幸與疾病的根源。受苦之人潛意識中想死的意願、衝動與行動深受個案此生摯愛的親人或是愛人之死亡與累世之殺業、殺生等所設定，故須用人生動力深究死亡意願，以徹底地根除死亡意願的設定。

我有一位乳癌患者透過團體動力發現與解除了潛藏於內在情緒的真正癌腫瘤，她驚訝地發現，早在發病之前，她就決定要結束自己的生命，因此一直過著逃避與麻痺的生活。參加團體動力之後有一次她再回醫院進行例行檢查時，醫師發現先前進行化療的人工血管，有一年半沒回沖應該早已堵塞，須用手術取出，不料當針頭插進去的一剎那，鮮血直湧而出，護士驚訝地說：這怎麼可能，最好的情況大約在三個月時就會被堵塞了！這位乳癌患者的身體仍然保持活力的最大原因，是在於她解除了情緒的大地雷，因為她的身心靈得到了整合，阻塞自然去除，使得內在能量流動得到了新的平衡。像這一類關於人生動力所引發當事人身心疾病狀態的改善，甚至痊癒現象，我在後面的章節會有更詳盡的說明與案例介紹。

人生動力的內容

人生動力的這套方法，我將它設計為一系列系統化的課程，包括一對一諮詢、能量圈、基礎工作坊一～三階以及各種專題工作坊等，透過個人動力與團體動力的技巧，以及教導自我身心釋放的活動，從生活中一步步的解除設定，改變命運的限制與困境，最終達到創造自己命運的目標。

一對一的諮詢是運用個人動力的技巧，透過個人動力師的引導找出腦中的設定，並且釋放過去受創情境中未完整表達的情緒，通常個案結束後會感覺十分輕鬆、自在和喜悅。

能量圈是體驗人生動力的前導課程，是體驗團體動力的第一步，由團體動力師帶領進入團體動力的能量圈之中，用以初步解除生活中疑難雜症的設定。

進入一、二、三階工作坊，團體動力師會帶領學員逐步進階三個階層，由外而內、由淺入深地進入生命的意義與真相，進而自我了悟並擴大心量，進入大我的一體感動之中。每階工作坊都有其個別的主題，**第一階的主題是「突破困境」**，從自己目前最重大的生命困境開始著手解除初步設定，並由此瞭解何謂自己，找回自己與原生家庭之間的連結。**第二階的主題是「生命課題」**，藉由掃描人生的十三大課題，解除人生的關鍵設定，將生命延展成充滿敬意與愛的整體。最後**第三階的主題是「完整的心」**，帶領你解除家族性的關鍵設定，回歸進入天地人的愛與感動之中，讓心得到完整，重獲幸福、快樂、健康的新人生動力。

除了基礎的一～三階工作坊之外，我還設計了不同的專題工作坊針對生活中常見的人生課題，例如親密關係、親子關係、家庭與族群課題、內外富足、組織動力等，更深入的解除生活各個面向的設定，讓整體生活更加充滿快樂、幸福和健康的動力。

每一場人生動力的呈現，就像是一場靈魂家族的聚會，這個聚會的主題是由每一位參與者活生生的人生故事來組成，藉由各個人生困境的呈現，以及活動中每位學員的參與、看見並感受到困境背後的生命真相，進而相互協助將這個情景解除設定，回歸到原始的一體感與愛之中。每一次這樣的靈魂聚會都是一場場十分動人的愛與分享，一同參與的所有學員，在課程之後也很自然地形成一個靈魂的大家族，在生活上繼續互相鼓勵扶持。

人生動力工作坊的重點不在於鼓勵、支持你的人生；**我的工作坊猶如心靈的外科手術室，迅速地找出你人生中如腫瘤一般的設定，然後切除它。**人生動力就是心靈手術，可以摘除大部份心靈與生理的病因，改變你的命運！

人生動力課程規劃與架構

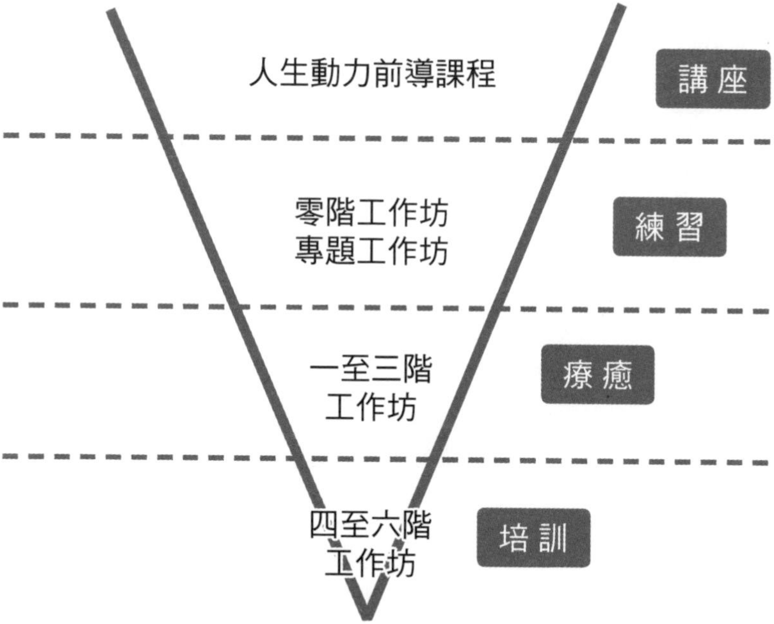

人生動力課程漏斗圖示

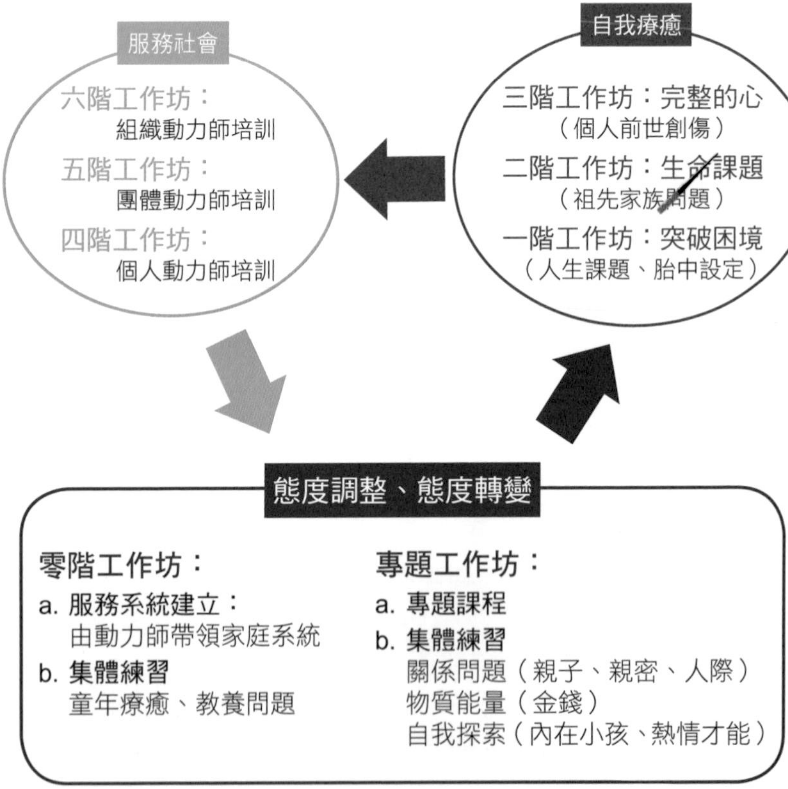
服務社會
六階工作坊：
組織動力師培訓
五階工作坊：
團體動力師培訓
四階工作坊：
個人動力師培訓
自我療癒
三階工作坊：完整的心
（個人前世創傷）
二階工作坊：生命課題
（祖先家族問題）
一階工作坊：突破困境
（人生課題、胎中設定）
態度調整、態度轉變
零階工作坊：
a. 服務系統建立：
由動力師帶領家庭系統
b. 集體練習
童年療癒、教養問題
專題工作坊：
a. 專題課程
b. 集體練習
關係問題（親子、親密、人際）
物質能量（金錢）
自我探索（內在小孩、熱情才能）

壹、零階工作坊：（由人生動力師督導 黃麗觀帶領）

一、課程目標：

1. 以概念建立、態度調整、療癒練習為主
2. 建立家族關懷系統
3. 建立服務付出模式

二、課程內容：

1. 課程：
   - a. 人生動力概念之建立
   - b. 四大信任文
   - c. 家族與服務系統之建立
2. 練習：
   - a. 打開身心意結
     - ・能舞　・能量走路　・亂語　・說念　・療癒四句話
   - b. 正視問題：（王鳳儀法句）
     - ・認不是　・找好處　・信因果　・不怨人
   - c. 態度調整：（夏威夷療法）
     - ・對不起　・請原諒我　・謝謝你　・我愛你
   - d. 一體感操練
     - ・「對不起、請原諒我、謝謝你、我愛你」之進階版
   - e. 回歸自心
     - ・四大信任文

貳、專題工作坊：（由人生動力師督導 黃麗觀帶領）

一、課程目標：

1. 為進階至各階工作坊作準備
2. 專題（專業）導向

二、課程內容：

1. 人生課題專題：
   a. 關係問題：親子關係、親密關係、人際關係…
   b. 物質能量：金錢能量、事業…
   c. 自我探索：內在小孩、熱情才能…
   d. 與其他專業領域結合：如塔羅、紫薇斗數、芳香療法……
   e. 療癒課程：類能量圈（台灣地區以外方可開設）

叁、一階工作坊：（由人生動力師督導 黃麗觀帶領）

一、課程目標：

1. 自我療癒（修身）
2. 突破困境：人生課題、胎中設定

二、課程內容：

1. 個案動力排列
2. 宇宙能量傳遞：我是樂禧感動
3. 記起自己：四個原始設定

肆、二階工作坊：（由人生動力師督導 黃麗觀帶領）
一、課程目標：
1. 自我療癒（修身齊家）
2. 深層設定：家族課題
3. 提升眾生能量
二、課程內容：
1. 個案動力排列
2. 家族重大事件排列
3. 療癒七句話
4. 宇宙能量傳遞：我是樂禧解脱

伍、三階工作坊：（由人生動力師督導 黃麗觀帶領）
一、課程目標：
1. 自我療癒（修身齊家）
2. 深層設定：前世設定
二、課程內容：
1. 個案動力排列
2. 宇宙能量傳遞：我是樂禧主體

陸、四階工作坊：（由人生動力師督導 黃麗觀帶領）

一、課程目標：
1. 個人動力師培訓
2. 服務社會（治國）
二、課程內容：
1. 四個原始設定（記起自己）
2. 完成六大主題
・家族功課　・家庭成員完整歸位　・接天地人 ・人生經歷重覆體驗　・過去世設定清除　・未來世進入
3. 樂禧動力靜心教學技巧訓練
・解開身心意結（能舞、亂語、說念、療癒七句話）
4. 脈輪靜心
5. 整合性動力引導技巧
6. 人生課題法句
7. 人生動力課題時序
8. 心靈狀態分期
9. 能量等級解碼
10.相關花草精應用
11.三路並行

柒、五階工作坊：（由人生動力師總督導 黃鼎殷醫師帶領）

一、課程目標：

1. 團體動力師培訓
2. 服務社會（治國）

二、課程內容：

1. 團體動力場是一場法會
2. 團體排列手法
3. 法句造句原理（三層世界）
4. 各類課題相關法句
5. 童年階段體驗重建之應用

捌、六階工作坊：組織動力師培訓

（由人生動力師總督導 黃鼎殷醫師帶領）

案例

Tamara Starink 針灸師／俄國

我的生命一直在尋找、跟隨、解讀並且內省，一直延續到我沉浸在心靈叢書以及參與許多有關靈性操練的「解放心靈」課程，這些都應該要帶領我到某個「境界」。但它到底要帶領我到哪呢？光是相信「我正忙著修練靈性」就夠了嗎？或者我其實只是用更狡猾的方式來增加自尊以避免內心空虛呢？這就好像我是遵守規矩吃「對的」食物來過活，依照冥想和正面思考的規則往前走。但「活著」在哪呢？為何我仍然在痛苦的磨難中呢？我好像一無所有了……。

現在我很感激我本身俄國的背景所帶來的不幸與折磨，讓我更渴求找到我的心。我不能相信「外在的」世界，因為太不穩定了，所以在內心裡，我認為我可以相信我的心靈並知道如何生存下來。我天生就思考很快，而且能夠很快深入思考，我檢視了所謂的靈性的各種形式和整個層面，所有的一切都讓我能夠成熟到脫離理性的概念，甚至是愛情、慈悲和靈性的概念，以「神秘」的方式面對生活，而不用我的頭腦來攫取它。

當黃鼎殷醫師在我生命出現時，我發現他所給予的不是另一個靈修的方法，而是我感知到他的「臨在」，我找到了「回家」的入口，完全誠實地消滅我的自尊並融入合一裡。我首次在生命中感受到生命的簡練和平凡，就像一股清風一般。有時和他互動是非常痛苦而且挑戰自我的，我以為我是個很特別的人，後來我才發現要進入生命就要跳脫自以為是的自我，並超越「自我」的概念。在我的心中，他是超乎任何師徒關係或概念之上的「上師」，透過他，永恆的生命打開了門，而且吞沒了我。就像一條河流終於流到了大海，才明瞭它原來一直是海的一部分。因著黃鼎殷醫師這種廣納百川的海洋性格，人生動力也吞吐著生命。

人生動力是治療人們的藝術，比我以往所經歷的方式更能深入地觸碰到人本身。我能夠靜靜地觀看著團體動力好幾個小時，永遠不會覺得無聊，它就像是一齣天啟的戲劇，每一個場上的代表都像是神在彼此面前扮演不同的角色，祂們之前扮演的是不同角色，因此過去經驗讓祂們都知道彼此的角色。但是因為祂們都是很好的演員，所以當祂們在演戲時，也都忘了自己是神祇的身分，完全融入角色當中，以全心的熱情投入詮釋憤怒、憎恨、悲傷、愛和恐懼。然而，透過人生動力，當這齣劇結束時，祂們會又重新地回到神的角度來看，並感受到無比的喜悅。

每一個在舞台上的人都有自己的問題、痛苦和磨難，這些都是「自我」的呈現，同時每個人在受苦的程度上都是不同的。我們的心思會製造問題，而我們的自我無法接受折磨和痛苦，這督促著我們尋求解答，因為這讓我們和所想要得到的東西疏離。人生動力指導我們明白所有的受苦其實都是生命自己所塑造的，我們容易將受苦視為敵人，但人生動力告訴我們，它其實是我們的心靈伴侶；它能夠呼召心靈與存在合而為一，與存在疏離的受苦蛻變成重返一體感的過程中的折磨。人生動力是用心靈之眼來看待受苦，在腦中揮之不去的念頭會隨著覆誦人生動力中的句子而被解除，帶給我們似乎和腦中所想的相反的領悟，而在超越腦中非黑即白的邏輯之上，就是心之國度與領域……。

我們之為人類是為了明瞭我們在許多面向是「一體」的，就像人生動力，我們在地球的不同生命中扮演不同的角色。何不誠實地享受生命、完全的接受和表達呢？讓人生動力引導你從心靈之眼觀看，也唯有如此，存在的喜悅才會發生在此時此刻。

卷四

第一階主題內容

認清自己，才能突破困境

很多學員經常問我同樣的問題：為什麼我的人生有這麼多痛苦、不幸與疾病？我的生活為什麼老是處在困境無法改變？我為什麼這麼倒楣有這樣的父母和家庭，以致造成我一生的痛苦？人生的痛苦到底從何而來？如果你仔細的去思考：就是現在這一刻你坐在這裡，在你的存在感中，目前正在進行的究竟是什麼？正在發生的是什麼？你看到的東西、你聽到的影像、你感覺到的空氣溫度、你心裡有很多似有若無的感覺，在這些感覺中，有哪些事情是正在進行的呢？

痛苦的根源是對死亡的恐懼

人的本質是在一體感之中創造出來的。每一個人的存在從未曾與這整個宇宙斷裂過，我們始終都在整個宇宙的一體感當中，就像樹上的每一片葉子，也從未與這棵樹斷裂過一樣。但如果其中有一片葉子為了讓自己與眾不同，開始自我改變希望與其他葉子迥異，但又嫉妒其他葉子比自己耀眼，而起心動念想要消滅其他葉子，以避免遭受威脅，於是開始有生存的競爭，因此就會脫離一體感，而形成痛苦的人生。

這種「怕別人比我好」的念頭，其實就是對一種恐懼，恐懼著如果他人比我好，那我就有可能失去一切，包括失去地位、失去金錢、失去安全感、失去人際關係、失去存在的價值等，害怕失去各種生存條件的可能性、恐懼感接踵而至，而最極致的生存恐懼就是對死亡的恐懼。

例如害怕老闆不賞識自己，表示可能拿不到薪水，又意味著沒有錢可以購買食物和無法維持生活所需，甚至可能流浪街頭、生病、死亡。就像對蛇的恐懼一樣，恐懼的是如果被蛇咬到可能會因血液中毒而死亡。因此，所有痛苦的根源都是對於死亡的恐懼。

佛家所言的「一念無明」，就是說人會害怕自己突然的消失，而消失其實就等同於死亡。有些人失眠，其中有一部分的原因，是因為意識到自己睡著後將不知身在何處，因而害怕入眠。這種害怕自己會消失的念頭，形成痛苦的根源與死亡的恐懼，也因此開始脫離一體感、開始分辨你我，也開始你爭我奪的遊戲。

有些人會選擇壓抑、逃避或封鎖發生在自己身上的痛苦，我有些個案就是屬於這種類型，他們不願談起過去的創傷，完全封鎖記憶，並不把它當一回事。即使你問起，他也會回答：那沒什麼！這通常也是癌症病人的基本性格模式。大部分罹患癌症的人通常都想當完美的人，變成面面俱到的好人，因此會將過去所有大大小小的人生創傷全部封鎖，於是癌症就找上門了。因為他們的人生是如此的痛苦，卻又封鎖起來不願面對，那麼唯一超越的方式就是死亡！這是一種假性的利他行為，也就是以身體死亡做為自我死亡的一種手段，因為不願面對痛苦，想要一步登天地超越一切，內在的自動機制就只好轉而選擇死亡。

所以如果無法正視人生的痛苦，也會錯失人生各種經歷所帶給我們的學習機會。

找到自身的價值，完成靈性的學習

有一次一位病人來看診，他告訴我他得到了修格連氏症（Sjogren's Syndrome），這是醫學院裡的基礎醫學才會提到的罕見病例，是一種自體免疫的疾病。當時我心裡想著：要是我現在還是台大醫學系大四的學生，我一定會很興奮遇到這個病例，但對現在的我來說，我卻思考著為什麼會有這麼多罕見疾病的存在？其中有很多甚至是找不出病因。即使是一般人也經常會為感冒、頭痛、腸胃不適、肌肉酸痛、過敏等，各種身體病痛所苦。事實上，根據我看診的經驗，十位病人之中有八位的疾病都源自於情緒與壓力的問題，但因目前傳統醫學的治療方式，忽略了處理情緒與情緒所造成的生理問題，所以許多疾病或症狀都無法根治，因經常反覆的出現。

在我們成長的過程中，幾乎沒有人教導我們如何處理痛苦、悲傷、憤怒以及各種情緒，而隨著年齡的增長，各種生活、工作、人際關係等壓力，不減反增，因此我們消耗了很多能量與氣力在這些人生的痛苦、不幸和疾病的折磨上，也花了很多精力去尋找化解的方式。

記得曾經有一則情殺的新聞。一對分手的情侶，男方因為無法接受這樣的結果，於是拿刀將女友殺死，女方身中數刀不治，男方則跑到大廈頂樓跳樓自殺，也不幸身亡。類似這樣悲慘的事件與痛苦，經常在我們週遭或自己身上不斷地上演。

其實除了身體疾病和情緒上的困擾，最關鍵在絕大多數人的生活中都包含靈性的痛苦。所謂靈性的痛苦，就是不知道活著的意義為何，這幾乎是所有工作坊學員共通的問題。很多人心中都有個疑問：我為何要工作？工作的目的是否只為了賺錢，然後過更舒適的物質生活？我剛退伍的時候，為了要做自然醫學，我知道我必須要先存一筆錢，於是我開始在全省各地兼差，每月可以有十幾萬元的收入。每當我拿到了那筆錢時，心裡都有個感覺：這真的是一筆錢啊！但同時也會有另一個感覺：難道我的生命就是這樣了嗎？

因為當時的我還不夠了解生命的價值，所以做了很多無謂的投資，這種心態就如同大家一樣，追求著「X歲賺進人生的第一桶金！」。事實上，這樣的心態不僅窄化了生命的價值，而且抽空了生命的能量，只留下枯燥乏味的人生。如果人生都只在追求第幾桶金、五子登科、豪宅、名車、名牌等這類的目標，那麼就無法接受每一刻的自己，也無法體會自身的價值究竟為何，無法找到人生的方向。

因此，除了解除人生的痛苦、不幸和疾病的設定之外，能夠找到自身的價值，完成靈性的學習才算是完整的人生。事實上，每個人在天地的眼中都像一座山、一片海那樣的壯闊，只是暫時無法去想像或感受到那樣的境界，如果能清楚且具體的回答與描述自己這輩子來這人世間的目的，那麼就可以理解我所描述的那個境界。

找回與原生家庭的連結

人生動力可以迅速深入地改變一個人的生活與性格，其力道讓世界各地的自然醫學治療師都印象深刻且震撼的關鍵，就是人生動力療法是直接從原生家庭與父母關係上著手，因為父母與自己這個鐵三角是最基礎的內在設定，有人又稱之為頭腦、制約、業力、幻象等。

每個靈魂在身體死亡時的心量與能量狀況，會決定下次來地球時的原生家庭狀況，也就是說，你所選擇的父母與前世的能量配組是完全相符的。所以個人要從人生的困境中有所成長，就必須先找出父母和家庭帶給你的影響背後，所代表的真相究竟為何。

我們累世來到地球生活是為了不斷地體驗生命與學習，其中最重要的基礎環境就是由父母構成的原生家庭，我稱之為地球靈魂學校的小分校，而這個小分校就是要提供我們這輩子必須學習與克服的功課項目。因為靈魂曾向宇宙總部申請並獲得許可，因此得以投胎到父母組合成的配組裡，成為這個家庭的孩子。

能夠認識到此生所需經歷的功課與父母本身的設定有關，是因為認識到父母只是提供了所需要被植入設定的環境，就能感謝父母為自己準備了這樣的人生條件，讓自己得以體驗人生之旅，得到靈魂的學習，因而打開心量、提昇能量，重拾對人生、生命與一切的敬意與愛，真正地感謝天地安排這般的父母讓自己得以重新認識內在的本性。

何謂自己

原生家庭中的三位一體「父、母、子」，就是對於「自己」的真正定義。以「自己是父母的孩子」這樣的角度去看自己所做的任何一件事，會發現人生中沒有一件事不是受到父母的影響，所以與父母無形的連結是無法割裂的。從人生動力的個案經驗裡，就可以發現越想與父母決裂與切割的人，人生就會有越多的痛苦、不幸與疾病。

生命的鐵三角包括父親、母親與自己，這樣的三角結構是最穩固的。如果失去任何一角，就會失去穩固的人生基礎，因為忽視自己是父母的孩子，忘記自己是孩子的父母，也會因此失去自己的定位。人如果能認識到自己的高貴與價值，也一定是因為發現了父母的高貴與價值。

現代人常常提到的「自己」，只是在個人主義和資本主義之下，對於自己的認定，視衣服裡、皮膚內的肉體為自己，或是以名字、外表、好惡、血型、子女、財產、種族、權利、名聲等物質條件所構築的自己，但這是被社會集體意識所灌輸的定義，並非生命的原始樣貌。能夠體認到父母與自己是生命的共同體，人生才會有重新蛻變的契機。

案例

Adele／法國

我在西班牙巴塞隆納附近的鄉鎮中，一個很古老的山莊，參加黃鼎殷醫師的工作坊，那裡曾經是十字軍東征與朝聖者都會經過的地方，很多朝聖者也會在那裡休息。我的工作是在斯里蘭卡為長期內戰與海嘯受創的人們，藉由戲劇、歌唱與音樂等方式進行心靈重建、平復創傷的工作。

我自己也曾用各種身心療法治療自己過去的創傷，但總在某個階段就無法再繼續進行下去，因為我與我的祖父有很深的糾結。我的祖父曾在我很小的時候，將我放在某個祕密團體的中央進行某種宗教的儀式，當時我非常驚恐，無法諒解祖父對我所做的行為，因此一直無法釋懷。

當我在團體動力中將小時候的情緒宣洩之後，我仍舊無法完全放下對祖父的不諒解，因為我不願再繼續進行下去，黃醫師只好先暫停了團體動力。
在休息的時候，黃醫師就坐在我的旁邊，正當我們在那裡享受寧靜的片刻，他突然告訴我：「你現在可以體驗到祖父對你做的，其實你以前也曾經對他做過。」我當時好像全身通過電流般，突然豁然開朗地了悟到：原來如此！
我感覺到當時正好有人打開了窗，而陽光就隨著黃醫師的那句話灑了進來，我心頭突然一亮！是啊！這樣的安排對靈魂的了解是多麼地重要！

Els／德國、荷蘭

我在二〇一一年三月首次參加人生動力工作坊，原因是我的女兒經常鬧自殺，當時大家都很困擾，試過很多方法，還是無法改善她的處境，但經過三月的工作坊之後，我的女兒竟然就不再鬧自殺了！我很驚訝，也非常的高興！所以九月我再度來參加人生動力工作坊，並且邀請我的弟弟也一同來參加。
我弟弟的兒子和我的女兒一樣也有類似的問題，以前他是個活潑的孩子，但這幾年他突然也開始很憂鬱，徘徊在死亡邊緣，而且弟弟家裡的每個成員似乎也開始漸漸走下坡，包括弟弟自己的事業和其他孩子的狀況。

後來在團體動力中藉由我和弟弟的個案，發現原來因為我的父母分別來自德國和荷蘭，在大戰時兩個國家互相對峙，因此後代經常會替代兩國對立的仇恨，不是有想殺人就是自殺的傾向，也造成我的兄弟姊妹們都很疏離，住得很遠也都很少聯絡。這次能夠和弟弟上工作坊，一起對家裡和祖先有更多的了解和連結，也增進了我們家裡姊弟情誼，也讓我們的後代可以過得更幸福，真的感到十分欣慰和感動。

牙醫師／台灣

我四十歲以前對生命的感受就是責任與承擔，一直以來我的生命就是為了奄奄一息的繼續著，毫無意義與價值可言。有好長一段時間，內心總有一種想法，覺得人啊，只要責任了了，隨時都可以一走了之，因為生命實在沒什麼快樂與意義可言。

隨著結婚生子，整天過著忙、盲、茫，行屍走肉般的生活，這種想法就更為強烈，直到夫妻關係及孩子都相繼出了問題，自己的健康也亮了紅燈，才不得不正視自己內在的問題。在因緣福德俱足之下我遇到了黃醫師——我的生命導師。

當時是為了孩子的過敏問題來看診，用了一段時間的花草精之後，黃醫師對我說：「孩子是父母的照妖鏡，孩子的問題其實是在反應父母的問題。」當下猶如當頭棒喝，想逃也無處可逃，內心卻是在掙扎，要卸下面具去面對真實的自己是一件多麼可怕的事啊！而在當時已無路可走的情況下，只好硬著頭皮，抱著姑且一試的心態，接受人生動力，從此也開啟了我新的人生，黃醫師的人生動力威力十足，能讓我沉睡了四十年的心靈甦醒過來，以前的我內心是冰冷的，對很多事都冷漠，不想也不敢有感覺，一直在用忙碌逃避這一切。

在接受個人動力的過程中，內在所有自己不願面對、不願承認，一直在逃避的問題，透過人生動力一一如實的呈現出來，那種震撼與感動，每每讓我淚如雨下、無法言語，直到此刻，才看見自己在安靜寡言的外表下，卻帶著一顆傲慢的狂心與我執。與夫家相處，可想而知問題總是接二連三的不曾斷過，而當時的自己卻渾然不覺，滿腹的委屈與自哀自憐，下場就是身心俱疲，內心深處不時有一種想要報復先生的念頭，那就是「死給你看」，但又割捨不下年幼的孩子，內心就這樣不停的交戰著，而黃醫師卻能在此刻看到我靈魂的吶喊卡住了，適時的拉了我一把，當時內心對黃醫師有種又愛又怕的感覺，愛的是居然有一位我不熟識的人可以看穿我的靈魂深處（連我自己也無法看到的），怕的是他怎麼這麼厲害，所有我碰到的問題他都懂，而且還一針見血，直指人心。

我對黃醫師上課時諸多精闢的見解，方知黃醫師對儒釋道融會貫通已到了可以不假思索、信手拈來的功力，而黃醫師對生命的體驗，更遠遠的超過了他的年齡。黃醫師對我而言，亦師、亦父、亦母，他對生命的態度以及對眾生身體力行的悲心與願力，那種堅定的氣魄、勇氣與信任，更是我學習的典範。

天使的微笑，從眼淚開始

陳亨元／台灣

我的母親嫁給了喪偶的父親，但我出生後不久，父母就因為種種原因而離婚了，父親因為工作無法照顧我，將我送給親戚朋友當孩子，從小我感覺沒父沒母的，像個皮球被踢來踢去，爹娘不愛、兄姊不疼，親戚的孩子也對我有不禮貌的侵犯，因為不懂也不知道該如何拒絕。求學階段人緣奇差無比，印象中充滿同學對我父母離異的嘲弄，所作所為總是被人議論紛紛，使我更加封閉自己。孤單的童年是伴隨著無數的眼淚一點一滴走過來。

後來交了個男朋友，偏偏他是個劈腿之王，我卻為他守的死去活來，一而再再而三的糟蹋我對他的縱容，還拿掉了孩子，在那段日子裡，生活沒有目標、沒有動力、沒有溫暖，一齣齣第三者、被拋棄、玩弄、糟蹋、欺騙、劈腿的戲碼就像個惡性循環上演著，我被無情的漩渦捲了進去，徹底讓自己遠離了幸福之門。

直到我遇見了生命中的貴人——黃醫師，才改變了我的紅顏薄命。那時我懷孕，給黃醫師諮詢時他一語道破了我心中的擔憂與身體的痛點，排山倒海而來的悲傷與眼淚淹沒了我。當時因為內心煎熬讓我失去好起來的動力，失調的月子讓我頭痛、頭暈、腰酸背痛、子宮下墜、骨頭酸痛、視力退化不適，無一倖免。看著自己幼小的孩子，想起黃醫師說：你已經是一個媽媽了。上天將一個孩子交給你，你就是地球母親的代表。

至今還記得第一次進行完個人動力踏出診所的喜悅，前所未有的輕盈、自在，像是自信地邁入了一條康莊大道，整個人都活了起來，更神奇的是我的整體狀況好了許多，精神好多了，頭也不那麼疼，身子沒那麼虛弱，整顆心都鬆了起來，而且不知道為什麼，氣色突然好很多，回家後睡得不醒人事，對於我這種有睡眠障礙的人而言，根本就是天方夜譚。

在一次又一次的人生動力中，我一層層地扒開且慢慢地看到了自己。看到自己如何的對父母、姊姊不敬，然後自己也去體驗與他們相類似的苦痛人生；看到了自己在母親的肚子裡就決定了要與媽媽有一樣的個性、喜好、配偶、態度、遭遇等。

我很感激老天在我的生命劇本裡特別安排了這樣的戲份，沒有那段日子的痛苦磨練，就看不見今天的我，我相信只要我繼續努力下去，未來一定會更美好。

卷五

人生的十三大課題

第二階主題內容

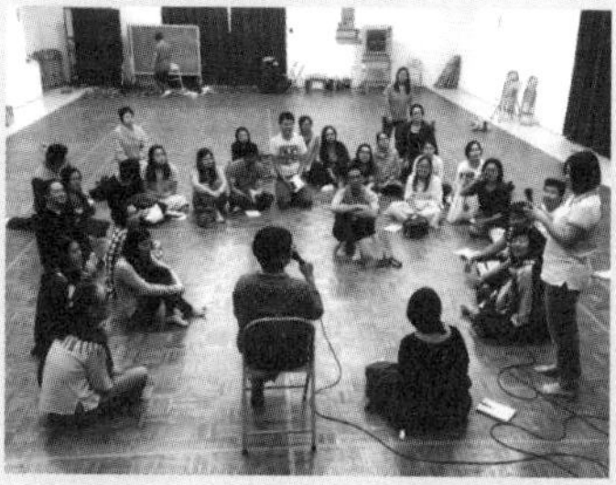

我將多年來的臨床經驗歸納分類，整理出人類共同的十三個人生課題。如果掌握這些人生課題，就可以判斷設定產生的時間點和事件類型，於是可以精確地回到當時的情境解除設定。這點類似中西醫的診斷學，可以診斷問題的根源；也類似電腦系統中的病毒掃瞄程式，然後人生動力可以像是掃毒程式一樣，找出並解除頭腦的中毒程式。

第一個課題 死亡恐懼

卵子受精之後，即受到生存的挑戰

「死亡恐懼」啟動於生命開始的那一刻，當卵子受精之後，便開始有了生命動力推動著它，使受精卵由兩個細胞分裂成四個、八個……，直到最後形成胎兒。在此過程中，生死循環的動力從此展開，生存的動力被啟動，雖僅是以受精卵的形式，也同時可以意識到死亡的威脅。

死亡恐懼是很常見的例子，就是母親曾經動過墮胎的念頭，或嘗試要墮胎卻失敗的個案，孩子會將此意念記錄在潛意識之中。這種狀況通常在孩子出生之後就體弱多病，或天生就有某種恐懼與恐慌，而且與母親之間有種又愛又恨的關係，孩子會極力爭取母親的認同，但同時又害怕被母親拋棄或殺害，因此長期處於恐懼中，這就是屬於死亡恐懼的課題。

這個主題起始於受精卵開始分裂之時，一直作用至死亡為止。這個設定除了肇因於被墮胎的恐懼之外，還可能肇因於曾遭受重大生存衝擊的意外事故，這些對死亡極度恐懼的情境都會被烙印下來，並且顯現、對應於脊椎與

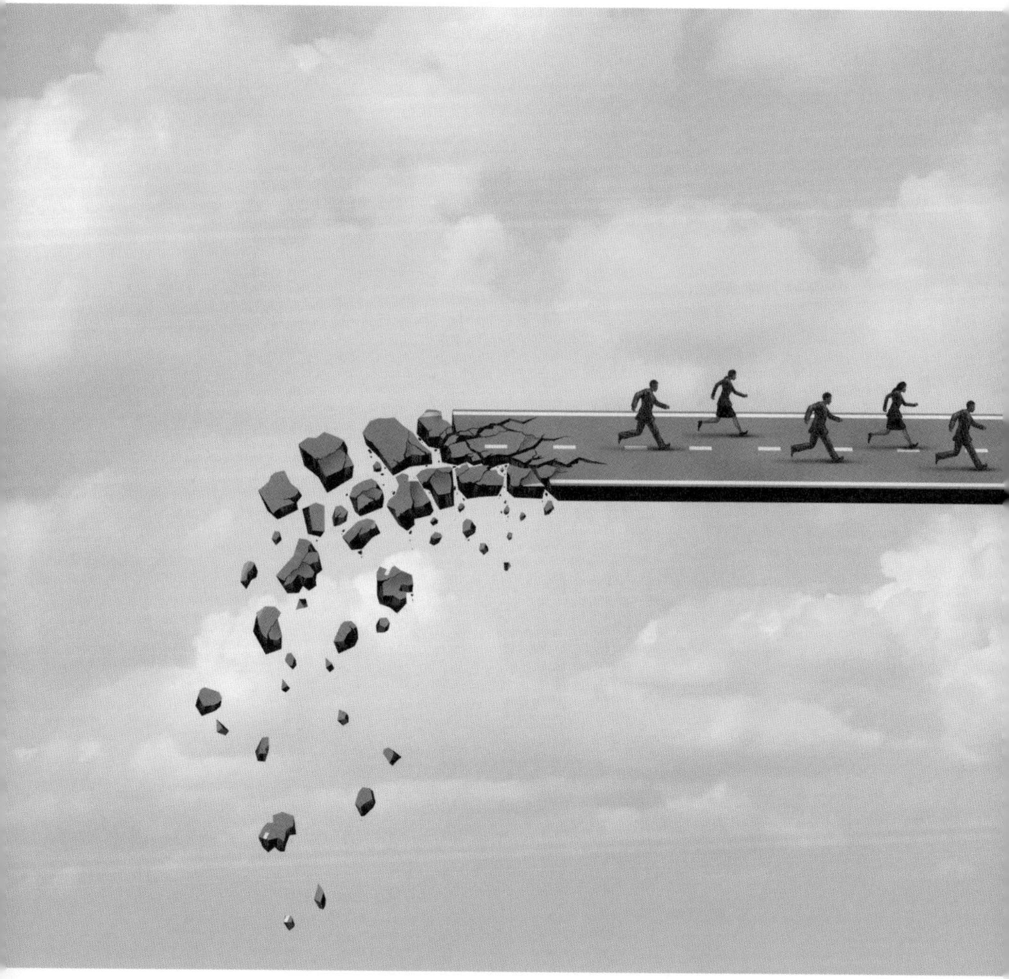

腎臟這兩個器官。因此，有脊椎、腎臟等疾病通常與死亡恐懼這個課題有關，其反應出來的情緒通常是恐懼的，而這份恐懼可進一步衍生到其他的恐懼上頭，即所謂「一朝被蛇咬、十年怕草繩」的道理。

死亡恐懼是生命體在遭受外在環境挑戰時，自動應對的反應，而生命的強度正是表現在對死亡的恐懼之上。當生命的強度到達顛峰最強之時，通常也是處在生存條件最差、生存競爭最劇烈的時刻，也因此會產生設定，並固著於生存的模式形成了我們所謂的性格與個性。所以要改變一個人的性格，就要從死亡恐懼的法則切入。應用「法句」解除性格的設定，達到性格的轉變。也許有人會說，既然是那麼重要的生存模式，何必放下？你聽過越戰症候群吧，戰爭已經停了，而你總是在備戰狀態。這只會害了自己，也會害了別人……不是嗎？

案例

林先生／台灣

腰痛是我長久以來的毛病，雖然沒有很嚴重但總是微微的痛，無法根治。黃醫師建議我做動力，那時我還覺得很奇怪，但因為總是不會好，所以我就試試看。

做個人動力時，發現我的腰痛與媽媽有關，也與外婆也關，這個時候我才想起原來我們都有腰痛。在過程中，我回憶起我與媽媽都曾經有可能被送給別人撫養的經驗，於是個人動力師幫助我宣洩情緒，經歷我要離開媽媽的恐懼與害怕，以及我對父母的怨恨。

我才明白原來我的腰痛不是偶然的，這過程很奧秘，我的確經常有很多恐懼與害怕的情緒，不管如何，腰痛已經不再常常發生了。

第二個課題 胎中設定

主要是母親，次要是父親，會將懷孕時之情緒、想法、體質記錄給胎兒，形成胎兒一生的基礎。

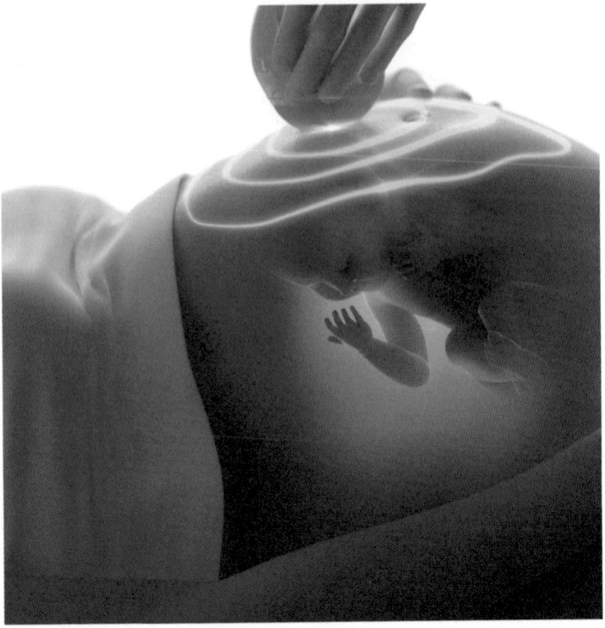

卵子從受精開始，直至母親分娩這段期間所產生的設定，就是「胎中設定」。孩子在母親的子宮裡，靜默地體驗著母親正經歷的一切，而母親也受著父親、她所愛的男人深切的影響，有上上下下不同的心情與思想。因為孩子與母親的連結是如此地深，在那種密不可分的一體感之下，孩子會視母親的一切為理所當然，視母親任何關於思想、情緒與疾病的發生，為自己本身的發生，於是建構了潛意識中的情境世界，成為胎中設定。

胎兒在母親的身體裡長達十個月，因此與母親有非常緊密的連結，而且這期間的胎兒並沒有「我」的意識，所以凡發生在母親身上的所有事情，胎兒都會視同發生在自己身上一樣。如果此時母親遭遇到失業、身體虛弱、婚姻不幸，又適逢父親過世的打擊產生憂鬱，胎兒便會吸收母親的憂鬱，同時也吸收了母親的體質與波動，因此胎兒長大後就會成為一個憂鬱又體弱多病的人。因此胎中設定主要來自母親，次要來自父親，母親會將懷孕時的情緒、想法、體質等記錄給胎兒，形成胎兒一生的命運基礎。

在一項賓夕法尼亞大學（University of Pennsylvania）針對美國九一一事件所做的研究明確指出：九一一懷孕的倖存者已經將創傷經驗轉移給胎兒！而且就表觀遺傳學顯示，創傷經驗是可以代代相傳的。這項研究發現有數以萬計的人直接暴露在紐約世界貿易中心的攻擊中，其中約有1700名孕婦，這些婦女中有些人已呈現創傷後壓力症候群（PTSD, post-traumatic stress disorder）症狀，且部分孩子承接了他們母親在那一天所經歷的噩夢，不只如此，這些孩子還會將這個遺傳標記傳遞給他們的下一代。^註^

胎中設定所呈現的方式，是會讓人覺得人生有種特定的氛圍，就如同我們常說的「命」。因此，解除胎中設定，就是要擺脫人生中某種奇特的氛圍，如果母親懷孕之時，陷入深沉的憂鬱，那麼孩子一生的基調就是憂鬱的命運；如果母親懷孕時身體非常虛弱，那麼孩子一生的體質就也會非常虛弱。

當我找到這個規則之後，我曾問過一個個案，請他描述家中兄弟姐妹從小到大的個性，並且告訴他，這就是他母親從懷第一胎到最後一胎的所有心路歷程的重現。但他覺得我說的有些對有些不對，例如，他大哥行為端正、奉公守法，他二哥曾是個賭徒，最近才比較收斂，而他並不認為他的父母曾經如此。我請他回去問清楚，後來他告訴我說：他的母親原是富家千金，愛上街頭混混父親，那時父親覺得自己很幸運能娶到母親，因此認真生活奉公守法、品行端正，那時正是母親懷大哥時，但大哥出生後，父親雖仍想要維持好品行過生活，然舊習復發，又開始抽菸、賭博，而母親也在那時懷了二哥。他告訴我，他們家附近沒有賭場，也沒有人賭博，但他二哥卻在二十幾歲的某一天突然就跑去賭博，而那時候的年紀正與他父親又再度賭博的年紀相仿，這就如我說的「胎中設定」。

胎中設定決定了一生的基礎，包括健康、情緒、金錢、關係、婚姻……等，所以胎中設定是很根本的設定，許多無法改變的命運或氛圍，都可以透過解除胎中設定，來改變命運。

在靈魂的層次上，這個課題是為了幫助我們體會母親的感覺與經驗，並且由此證明與母親之間心與心的合一、相連以及一體感。

<註>

Yehuda, R et al (2005). Transgenerational Effects of Posttraumatic Stress Disorder in Babies of Mothers Exposed to the World Trade Center Attacks during Pregnancy. Journal of Clinical Endocrinology & Metabolism, DOI: 10.1210/jc.2005-0550

Yehuda, R et al (2009). Gene Expression Patterns Associated with Posttraumatic Stress Disorder Following Exposure to the World Trade Center Attacks. Biological Psychiatry, DOI: 10.1016/

案例

一位自閉兒的父親／荷蘭

我的繼子是位自閉兒，他的父母婚姻關係很差，雙方離婚後，媽媽才又嫁給我。我請黃醫師為我的繼子做個人動力，他先詢問孩子的媽媽在懷這個小孩時發生了什麼事，孩子的媽媽說當時她與前夫有很嚴重的爭吵，並且她的前夫對她有言語與肢體的暴力。所以黃醫師幫助孩子的媽媽解除當時給孩子的胎中設定，發現當時孩子的媽媽將自己所有的感覺封閉起來，讓自己變得十分麻木，因此她肚子裡的孩子出生之後就成了自閉兒。

黃醫師告訴我們，自閉兒除了可能為藥物所致之外，也會導因於母親懷胎時候的情緒，並且直接影響胎兒。我們很高興在解除胎中設定之後，孩子的狀況也漸漸地有了改善。

小蕙／台灣

一直以來我都有想要離開先生的想法，因為我覺得婚姻生活很痛苦，但是先生就是不肯。回顧自己父母的婚姻也是很不好的，在我很小的時候父母就離婚了。

在一次的個人動力裡，驚覺的發現自己有個設定，覺得不該有幸福的婚姻關係，而且巧合的是，每當我想要離開先生時，我以前的男朋友就會剛好出現或打電話給我。在動力裡的哭吼與痛苦，感覺媽媽所經歷的一切，似乎是我在經歷的，以前的解除設定雖然改善了我與先生的關係，但是我仍想離開他，特別是在吵架的時候。在個人動力裡我才發現，原來我在媽媽的肚子裡時，媽媽就是一直想要離開父親，而她也真的與舊情人在一起，離開我與爸爸。

原來這就是胎中設定，我在媽媽的肚子裡感受到媽媽的感受，以為是我的，還好發現了這個設定，我不希望我的孩子和我一樣重複相同的人生。

王先生／台灣

我做個人動力的時候，黃醫師告訴我，我家中兄弟姐妹由大到小排列的個性，就是媽媽從懷第一胎到最後一胎所有心路歷程的重現，但是我的大哥是位行為端正、奉公守法的人，家裡附近都沒有賭場，家中也從未有人賭博，二哥卻是個賭徒。

所以我回家後很好奇的問媽媽，才知道因為媽媽以前是富家千金，但是愛上了爸爸這個街頭混混，當兩個人結為連理時，爸爸覺得自己很幸運能夠娶到媽媽，並且覺得他的人生應該要更振奮，因此成為一位奉公守法且品行端正的人，就在這時候媽媽懷了大哥。

但是後來爸爸舊有的習氣又出現，又開始抽菸、賭博，就在這個時候媽媽懷了二哥。二哥是在二十幾歲的時候，突然某一天就跑去賭博，年紀正好與爸爸年輕時又再度賭博的年紀相仿。我才瞭解，原來胎中設定對人的一生有如此巨大的影響啊！

第三個課題 平衡父母

因為父母相處不平衡，孩子會表現父母其中較弱勢與不表達情緒與行為的一方，或是兩者內在壓抑的情緒與性格。

出生之後，人生會遇到的第一個課題是「平衡父母」。孩子在潛意識裡會自動平衡父母親之間的關係，尤其是代替那位受到壓迫、較弱勢、不表達情緒、低能量的一方，並且作為他們情緒的出口。

如果父母之間有一種分裂、對立、爭吵、競爭，或是壓迫與被壓迫者的關係，那麼剛出生的嬰幼兒便會將父母雙方的情緒完全吸納，變成自我內在矛盾的性格，並造成日後有頭暈或頭痛的症狀。這種內在雙重或多重人格，或是經常出現的矛盾情緒就是從此時期開始的，

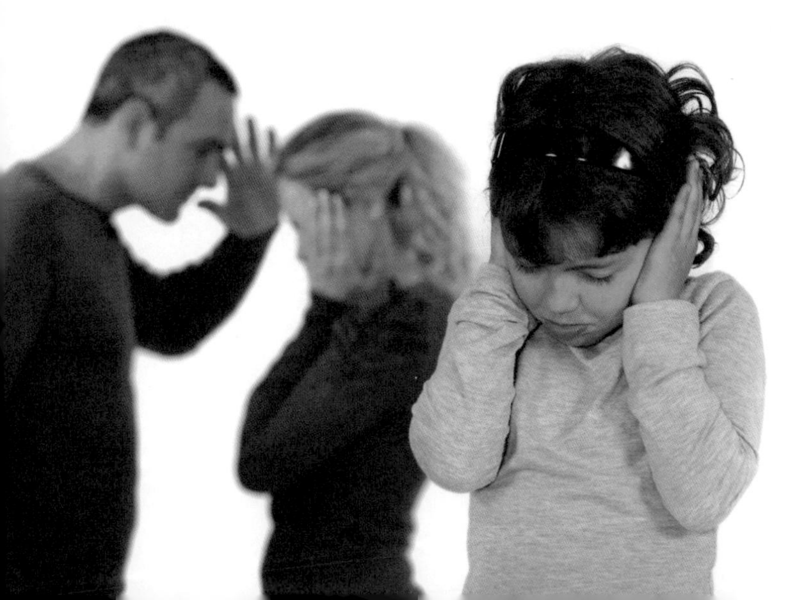

因為父母對立的矛盾，形成自我內在的矛盾。有些人會感覺內在有一個天使、一個魔鬼，或是有兩個人不斷地在對話或爭執，這種現象就是源自於父母的對立。

人於六歲之前自我尚未穩固，於是孩子會有平衡父母之間的動力傾向，有時在六歲之後也可能發生。簡單地說，如果父親過於強勢，母親居於弱勢，傾向於不表達她內在的情緒、思慮與壓力，那麼孩子就會代替母親表達。也許孩子尚不會言語，但仍會直接以肢體好動、不安或自閉、情緒不穩等方式來表現。

孩子平衡父母是出自於本能，也是出自於三位一體的愛。我有個病人是小朋友，父母說他好動，但孩子的母親卻顯得很沒活力，說話有氣無力，我和母親聊了一下，了解她與先生之間的互動關係後告訴她：你的孩子過動是在代替你表達你內在的情緒。無論孩子好動或是自閉，這些行為都是孩子為了要平衡你與你先生之間的關係所產生的。

孩子是父母的照妖鏡，孩子與父母之間的連結遠超乎我們的想像，在這個課題上，如果父母肯勇敢面對兩人之間的關係，以人生動力解除設定，那麼家庭裡就會有一個美好的伴侶關係，與一個完全健康的孩子。

案例

Carol／西班牙

我與先生的關係一直不好，也影響到我們之間的親密行為，我一直很排斥，更覺得他不愛我，我對他有很多的抱怨。經過團體動力之後，我瞭解到這是因為我的父母之間的相處模式，從小影響了我，讓我替代媽媽對爸爸有怨恨，並且投射到自己丈夫身上，導致夫妻不合。這樣的障礙解除了，不僅我的親密關係改善，我也不必擔心會再影響到我的下一代。

劉小姐／台灣

我以前有不孕的問題，經過黃醫師調理之後我順利的懷孕了，寶寶從一開始就是由黃醫師調理，所以我的孩子比一般的孩子更為敏感。我和先生在同一家公司上班，有時候，我下班到褓姆家接孩子時，褓姆會問我：今天是不是跟先生吵架了？因為我的孩子今天也一直悶悶不樂。因為類似這樣的例子一再的發生，所以褓姆很輕易地就可以感覺到我和先生之間的狀況，而且屢試不爽，即使褓姆家和公司有一定的距離，我的小孩仍然可以感受到我和先生之間的情緒。

後來我的先生必須常駐大陸，但我覺得大陸的生活不適合小孩成長，於是我告訴孩子要帶他回台灣，也就是要與父親分隔兩地，孩子一聽到我這樣說，就開始不講話，情緒也明顯變得很沮喪。我做了團體動力之後，瞭解孩子是在平衡我和先生的關係，於是我告訴他不回台灣了，一家人會在一起生活，孩子才又開始回復以往的活潑模樣。

孩子的拒上學！

社工師／台灣

孩子不願上學的問題拖很久了，不知道該怎麼處理，所以就來上團體動力的課。孩子的代表在場上說：我喜歡打架、我要當超人、我討厭弟弟、我要把他打死……。天啊！真的都是孩子平時所說的話！然後停也停不下來，就看他跟拒學的代表滿場跑……。接著，他說：我不喜歡去上學，我要讓大家很混亂！

黃醫師問我自己有沒有這種狀況，乍問之下，心裡當然否認！他拒學怎會跟我有關？我怎會不想上班？我又怎會希望辦公室的狀態混亂？但靜下心，願意平心而論時，我承認自己的確如此，因為我在職場上，真的是囤積了很大的不甘願及怨恨，覺得不管自己怎麼做，還是有人要陷害我！我還是出不了頭！我還是得忍受無能之人在當我的主管……，一切是我累積而成，我刻意壓抑的情緒，讓我的孩子去代替、平衡了我！

我無法預料如此，但就真的是活生生的呈現狀況讓我去瞧見！我不得不去接納這一切是我引起的！不得不承認自己真是邪惡的！儘管從未跟孩子提起過自己在職場上的經歷，但神奇奧妙地，孩子就承接了這些！無法想像，但就是如此！

在這次的課程裡，又再次地面對了許多自己！體驗了「愛」，就是以跟對方一樣的狀態來跟其連結！「愛」就是孩子會用他自己來平衡父母壓抑的情緒，雖說人在世上，玩的不過就是這幾招，但是，要去體會與接納自己的邪惡面，真的是好難！

黃醫師最後說：儘管自己說好話、作好事，就算造了橋、鋪了路，卻與自己內在距離如此遙遠又如何？那也不過是壓抑與逃避罷了。唯有體認自己的邪惡和限制，穿越靈魂危機所產生的痛苦，方能產生無盡無量、真正的同理心與慈悲心！

第四個課題 愚愛替代

子女會決定以自己代替父母或是其他家族成員受苦，以為這樣會減輕父母或是其他家族成員的痛苦，但這是無效的決定。

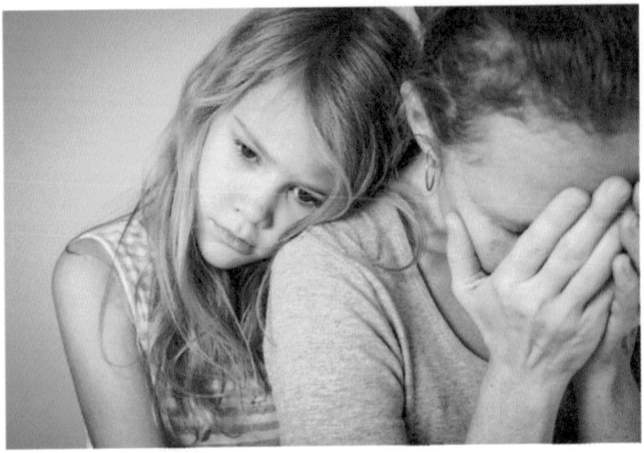

出生之後，除了「平衡父母」以外，還有另外一個機制會跟著「平衡父母」一起在孩子身上啟動，那就是「愚愛替代」，也就是子女用愚笨的愛來替代父母的痛苦，以表達對父母的愛。它啟動於孩子約一歲左右，而且可能會持續下去直到父母過世為止。

這個時期的孩子會有一種奇怪的邏輯和傾向，子女會決定以自己代替父母或是其他家族成員受苦，以為這樣能夠減輕父母或是其他家族成員的痛苦。孩子會擔心父母的擔心、憂慮父母的憂慮、煩惱父母的煩惱，因此有和父母相同的症狀、相同的人生模式，這種替代的心理，我稱之為愚蠢的愛，或說是沒有智慧的愛。

這種現象在東方社會是很常見的，而且這種愚愛替代所呈現的痛苦，事實上只用來表達對父母承受的痛苦感到不捨，而想要為他們做些什麼，但是在潛意識中找不到適合的方法，於是孩子認為只要跟著父母一起受苦，那麼他們的痛苦就可以降低，然而，事實上這樣的行為是不會有任何幫助的。

這個替代受苦的機制其實是慈悲心的變形，但因為能量不足或是智慧不夠，而從慈悲心變形成一種痛苦的形式。慈悲必須基於對他人自由意願的尊重，而子女必須對父母所選擇的命運予以尊重，甚至包括父母想死或是決定身處某種痛苦的意願。這通常很難做到，但是若不如此，父母與子女之間的糾結就會加深，因而子女想幫助父母的心反而使彼此更加地痛苦。子女可以不贊同父母對待自己的方式，但基於對父母的敬意，子女應尊重父母對他們自己人生命運的選擇。

如果父母的工作負擔太多，孩子或許可以幫忙減輕負擔，但孩子絕對無法替代父母任何一方來面對他們之間的婚姻關係！最愚蠢的孩子就是選邊站，因為無論選擇父母任一方都是錯誤的；而最殘酷的父母就是將自己當成受害者，讓孩子選邊站！當夫妻發生爭執，本來就與無辜的孩子無關，又何必將自己的痛苦施加在孩子身上呢？一位是孩子的父親，另一位是孩子的母親，孩子無法選擇任何一邊而拋棄另一邊。

無論夫妻之間的關係再怎麼糟，對孩子而言，父親就像「天」一樣，母親就像「地」一般，孩子無法捨棄任何一方，因為孩子要是選邊站，就必須將自己存在感的一半割除，成為沒有天或沒有地的存在者，也就無法頂天立地的活於世界上。

案例

小嫻／台灣

容易緊張這個問題一直困擾著我，我也因為緊張造成身體與人際關係上的問題。我的媽媽也是一個容易緊張的人，我依稀記得，小時候媽媽遇到重要的事情就會緊張到無法入睡，我總是覺得她很可憐，所以我告訴老天爺說，別再讓媽媽受苦了，那時心裡真的想要代替媽媽。只是萬萬沒想到自己長大也是這樣，特別在我開始工作以後，只要有事就很擔心焦慮而無法入睡。

透過個人動力才發現原來我的容易緊張和失眠與媽媽有關，原來只是因為我對媽媽的愛，所以我會替代她。在做個人動力的過程裡，我告訴媽媽我愛她，我們緊緊相擁。就這樣，這一天我將我對媽媽的愛一次說完，而回家以後我也真的比較不會擔心這麼多，緊張的問題改善了，而隨著緊張的感覺減少，睡眠也跟著變好了。

第五個課題 親子錯位

不成熟、不負責任的父母逼使孩子心理上快速長大轉而照顧父母，造成孩子錯代父母之位。

每一個課題機制的啟動皆與某一個時期相關，但是這並不代表下一個機制啟動之後，前頭課題啟動的機制就會消失。

「親子錯位」的課題啟動於孩子開始比較清楚地知道自己的性別，也有某些自主行為能力的時候，大約是在十歲以後。親子錯位最常見的案例大多是源自於不成熟、不負責任的父母，造成孩子心理上快速成長轉而照顧父母，造成孩子錯代父母之位的現象。當孩子發現父母不在他們的定位上，且父母過於幼稚而向孩子討求關愛，甚至是以暴力向孩子討取關愛與服務時，孩子被迫站上父母的位子，反過來照顧父母，這就叫做「親子錯位」。

當父母沒有自我照顧能力時，孩子必須變成父母親的替代父母，照顧自己的雙親；這類型的孩子在情緒的表現上，會呈現責任感過重、無法享樂、覺得人生是永無止盡的責任等，這些痛苦的感受，是親子錯位主要呈現的情緒反應。

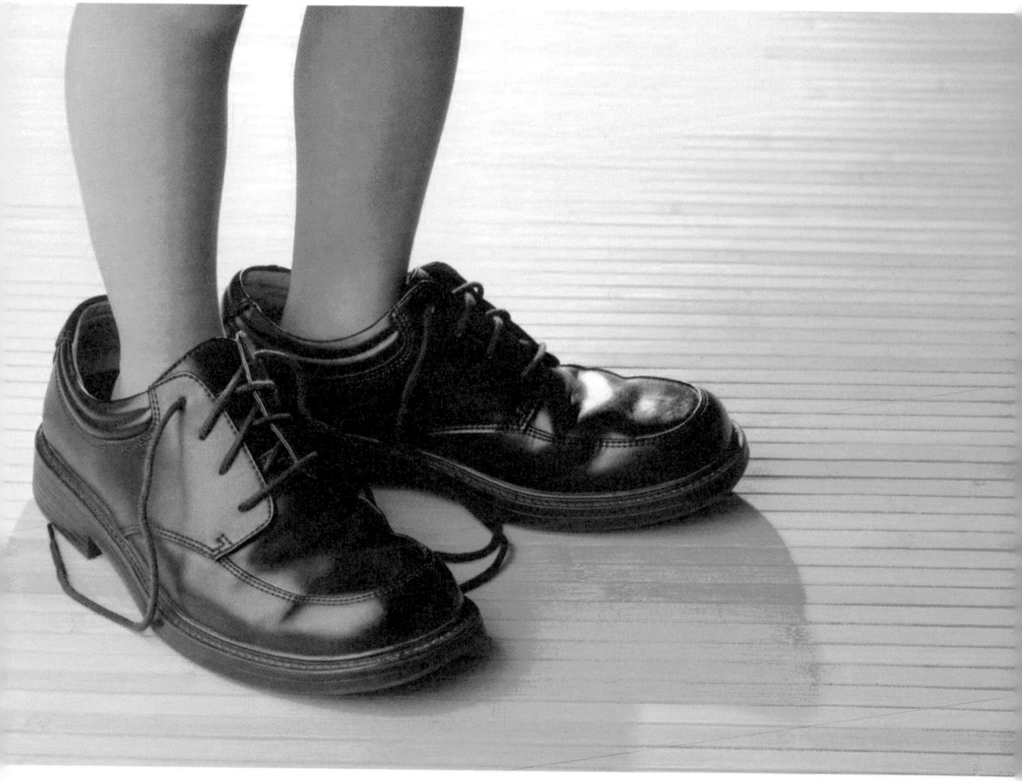

另一種親子錯位是源自於父母離異、彼此憎恨或有任何一方亡故，在三者任一的狀況下，孩子會替代父母其中一位而成為父母的情人，尤其容易發生在孤兒寡母或是孤女鰥夫的家庭之中。輕則影響孩子日後感情的問題，因為父母將孩子視為情人之後，父母成了孩子的伴侶之情敵；重則可能發生亂倫的現象。

如果父親將女兒或母親將兒子視為情人，產生錯位的關係，則會造成孩子成年之後無法有固定的感情關係，甚至導致孩子日後的婚姻不幸福。因為對孩子的異性父母而言，孩子所結交的男、女朋友都是自己的情敵，而彼此形成競爭的關係；對孩子而言，因為孩子從小與父母的連結太深，導致孩子在潛意識裡會被迫在父母親或是自己的情人之間做選擇，而形成自我矛盾的現象。

案例

陳老師／台灣

最近我發現我們家的女兒，像是我的媽媽在照顧我，原來是我們有親子錯位的問題。我的先生離家在國外工作，我工作忙碌，常常是孩子盯著我要吃飯、要早點睡覺、我不睡她也不睡。她是個孩童，卻比一般孩子早熟，無形間變成像是我的媽媽一樣在照顧我。

透過個人動力，我確認我與孩子的位子，我是媽媽、她是女兒。在這一次個人動力結束後，我發現，女兒變的愛哭愛鬧，剛開始我還覺得她怎麼變的這麼不乖，後來我才知道，這才是一個四歲小孩該有的表現，以前的她太早熟、太像個大人，難怪她老是不快樂，與一般童年的孩子不同。

燕子／北京

最近我內心經常有一股委屈與壓抑，生活很不開心，我老是不能承認錯誤，對錯誤這種感覺有恐懼感，很怕做錯，所以逃避不做，又怕自己老、怕被拋棄，好像自己的付出是沒有價值似的。

我想到我高中時父親外遇，媽媽把外遇的氣憤發洩給我，我當時不知道怎麼保護自己，也不敢跟父親求證，但我內心很氣憤，同時也感覺我被忽視無處發洩，之後我經常發脾氣，有時也不知道自己為什麼這麼生氣。

我急著找個人動力師為我做個人動力，才發現我從小不知不覺地代替媽媽成為爸爸的情人，所以覺得媽媽對我不好、有敵意，又覺得爸爸有外遇，我很生氣。也因此經常討好爸爸和先生，怕我不夠好會被拋棄。

做完動力之後感覺很累，但是精神很好，也大大的幫助了我改變面對事情的態度。

第六個課題 不敬自懲

青少年時期，因對父母之不敬，造成自我懲罰，產生與父母相同之性格與人生困境。

「不敬自懲」的課題大約發生在青少年時期，青少年對於自身與周遭特別有種強烈的正義感，在他們的世界裡，「對與錯」、「是與非」更加地重要，在行動上也更加地明顯，如果此時無法教育他們自省的能力，那麼青少年對於外界的錯誤，則會有強烈的批判或是更激烈的暴力行為。事實上，不敬自懲正是正義感與決心的變形，只是青少年如果無法自省，就會形成「不敬自懲」的狀況，尤其是對父母不敬，會造成自我懲罰，形成與父母相同之性格與人生困境。

在青少年時期，首當其衝的就是青少年的父母，青少年對於父母的錯誤，往往無法忍受轉而與父母對立，尤其是在缺少自省能力的情況下，忘了父母的過錯裡也有他們自己的影子，父母如果是大巫，他們就是小巫。舉例來說，假設你的父親對母親有暴力行為，導致青少年的你開始與父親之間產生衝突或是對抗的關係，如果沒有足夠的自省能力，看到真正的問題所在，同樣的

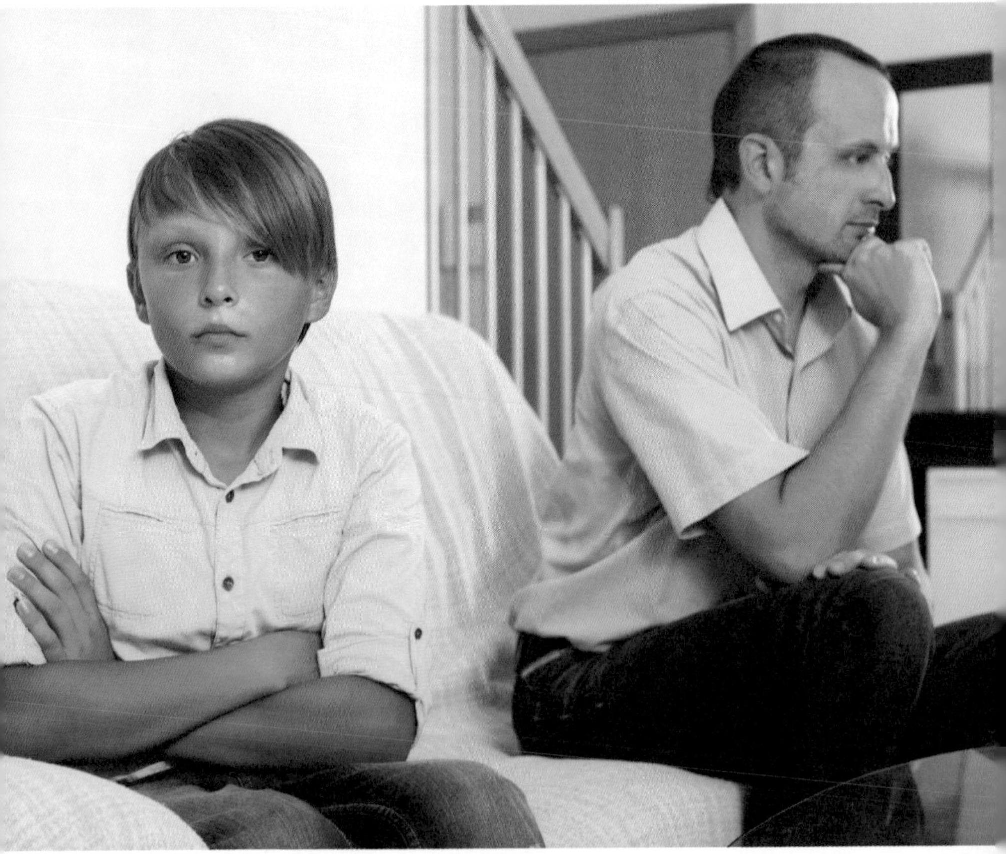

暴力模式就會發生在自己身上，讓自己變成父親的翻版。

這種機制大部份會發生在男性身上，但女性的案例也不少，通常這樣的個案在身體上會伴有肝臟的問題，並且表現出憤怒、不喜歡、討厭等情緒。如果個案有任何行為、個性、特質或固執想法是與其父母親相同的，而且這部分是個案本身所厭惡或無法接受的，那就要解除「不敬自懲」的設定。我有一位個案，由於他的父親有酒癮，因而他與父親產生長年的對立，但這位個案本身後來也染上了賭癮，這就是不敬自懲這個設定所造成的後果。

我們每個人都必須學習「周處除三害」的精神，最重要的是要將自己這一害除掉。耶穌基督說：「為甚麼看見你弟兄眼中有刺，卻不想自己眼中有樑木呢?你自己眼中有樑木，怎能對你弟兄說：容我去掉你眼中的刺呢？」我們往往忘記自己眼中的樑木，因而落入不敬自懲的設定中受苦。

我們在進行人生動力療法時，會詢問個案是否有任何行為、個性、特質或想法是與其父母親相同的，而且這些部分是個案本身所厭惡或無法接受的，就會採用「不敬自懲」主題來解除設定，這個課題主要表現憤怒、不喜歡、討厭等情緒。

案例

鄭老師／台灣

我第一次聽黃醫師的演講，對於他說的人生動力充滿了興趣。那時黃醫師問我們要不要做個實驗，有人願意嗎？我勇敢的舉起手。黃醫師問了我一個問題：你最不喜歡你媽媽什麼？我說：嘮叨。那時黃醫師只是說：那你一定很嘮叨。那時我瞬間空白，事後想想，對！我是個嘮叨的人，這是我的孩子、我的先生告訴我的。而我繼續聽演講，我才知道這個叫做不敬自懲，我不喜歡對別人的某種行為不滿有意見，自己就會變成一樣。

在這之後我做了一次個人動力，在那次動力的經驗裡，我發現我對誰不滿有意見，自己就會變成跟他一樣，認真想想真的都只是小巫與大巫的差別而已。這個設定解除以後，我發現我對於很多人不再只是會不滿意，而是多了包容。

Vicky／台灣

對於父親的印象就是不喜歡，甚至是討厭，因為感覺他對於孩子都很沒責任感，又重男輕女，有爸爸跟沒爸爸一樣。後來我在一次個人動力中發現，原來我與父親過去世是情人，但我拋棄了他，後來他死了，不甘心的跟著我，在這一世裡，我來當他的孩子，像是被拋棄的孩子。

更意外的發現，自己的伴侶跟父親多麼的相像，我討厭父親的地方偏偏先生也有，原來，我對於父親的不夠尊重，使得我潛意識裡選擇了一個跟父親極為相似的伴侶，去體驗與學習其中的智慧，越來越覺得老天可愛，設計了這麼多的遊戲，讓人不停的做功課，比較巧合的是，解除了父親的設定之後，我先生竟然跟我說，他升官了。

第七個課題　無限眷戀

對於初戀情人、一見鍾情或是第一次性經驗的異性有深不可破的連結與眷戀之情形。

青少年時期開始，在異性之間會自然地互有情感或生物性的吸引力，如果和初戀情人、一見鍾情或是第一次性經驗的對象交往後分手了，卻仍存有深不可破的連結與眷戀，就會產生「無限眷戀」的設定。這個設定會讓人無法放下已經分手的初戀情人，並且無法展開下一段認真的戀情，因為當他們試圖割捨與初戀情人之間的關係，就如同也將割捨自己生命那般痛苦。

許多男女交往最後因故分開後，會衍生出許多問題，例如情殺、自殺等，就是肇因於無限眷戀這個設定。因為在第一次產生感情或親密行為的過程中，會體驗到內在能量有了不同的展現，就好像是乘風飛翔、內在圓滿的感覺，生命中某個總是欠缺的部份似乎被填滿了，因而得以暫時紓解人對內在本性圓滿的渴望。但因緣無常，當個體不得不與此對象分離時，個體內在又再度失去了圓滿，因此更凸顯內在殘缺的感覺與對圓滿的渴求，於是產生了

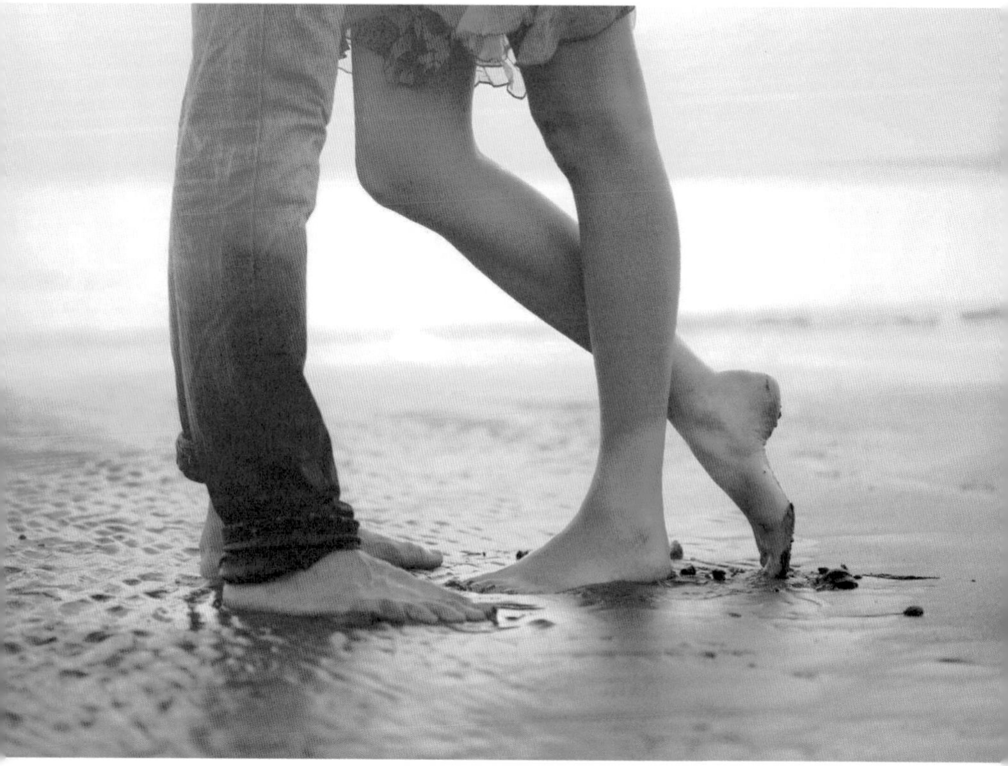

非常深刻的痛苦與無限的眷戀。

我們每個人只要沒有太多的制約，在不需刻意安排的狀況下，自然就會經歷如此的過程，這也是我們必須回頭去面對的問題，需要去做一個痛苦設定的解除。

案例

王太太／台灣

這真是一個奇怪的體驗，但卻改變了我的人生。我跟先生一直想要有個孩子，但是用盡了各種方式還是無法懷孕，西醫的檢查正常、中醫的調理也調了、該拜的廟也拜了，能用的方法都用了，但我還是無法懷孕。

在好友的鼓勵之下，我來參加團體動力，我至今都還無法相信，我的不孕會是因為我與前男友的關係。我什麼都沒說，但在動力場上卻一幕幕上演著我對他的各種不滿，以及我對他當初離開我的痛苦，這些痛怎麼會到現在還在上演著，但動力場上的一切讓我無法不承認。

在團體動力的過程裡我做了許多的情緒宣洩，就這樣。黃醫師告訴我這是「無限眷戀」，要我面對。我說：這與我無法受孕有什麼關係？黃醫師說：有，因為你還想當個少女，如何當媽媽？是啊，每一句話都像是針扎入心頭。於是我徹底的面對，結婚六、七年的不孕症，卻因為一場團體動力、一個無法想像的因素下終結了，我後來也真的懷孕了。這一切只能說不可思議，我的寶寶也即將出生了。

Jean／法國

這幾天因為情人不在身邊，我一直不停的哭泣，只要聽到他的聲音、看到他的短訊、想到他，或甚至是生活上的一點小事，我眼淚就忍不住掉下來，經常哭個不停，無論他怎麼說愛我、想念我都沒有用，即使我心裡也明白他真的是最愛我的。

這天，我真的感到心好痛、好悲傷、好疲累，所以做了一場個人動力。我哭啊哭的，像是小孩一樣的用盡全身力氣的哭，感覺到心好痛好痛，像是心都碎掉了一樣，只覺得我等的好累、好傷心啊！原來我前世的情人，當時他騎了一匹黑馬站在白雪中與我道別，之後就再也沒有回來了，我用了一生等他，卻終究也等不到，感覺當他離開時也將我一半的心給帶走了，所以我一直覺得無盡地悲傷。

做完個人動力之後，馬上覺得心開朗了，也感覺情人一直在我的心中，未曾離開，我又可以和現在的情人親親密密、快快樂樂的笑了。

第八個課題 心碎關係

因上述課題與父母產生糾結，造成男性會選擇與其母親有相同糾結之女人為伴侶；女性也會選擇與其父親有相同糾結的男人做為伴侶。

青少年期之後，男女關係的戀、愛、性、情、緣、命開始出現在人生的舞台上，在設定的機制系統中，選擇情人的模式與異性父母息息相關。在原生家庭的成長歷程中，孩子不斷地吸納父母親對他們的影響，就孩子而言，世界上第一位男人就是父親、第一位女人就是母親，與異性父母互動的關係與糾結，就會成為日後選擇伴侶的模板，所交往的異性一定也都會與異性父母具有相同的特性，因為這是「心碎關係」設定運作的結果。

舉我自己的例子來說，我交往過的對象都與我的母親很相似：憂鬱、善良、很有愛心，也非常固執。我以前一直沒有發現這樣的現象，直到事後回頭一看，自己也很驚訝曾經交往過的對象竟然都是同樣的特質！這是種無意識的作用，還來不及想清楚，它就發生了。

女性以父親為擇偶的模板，童年與父親互動的經歷與設定，日後會一一

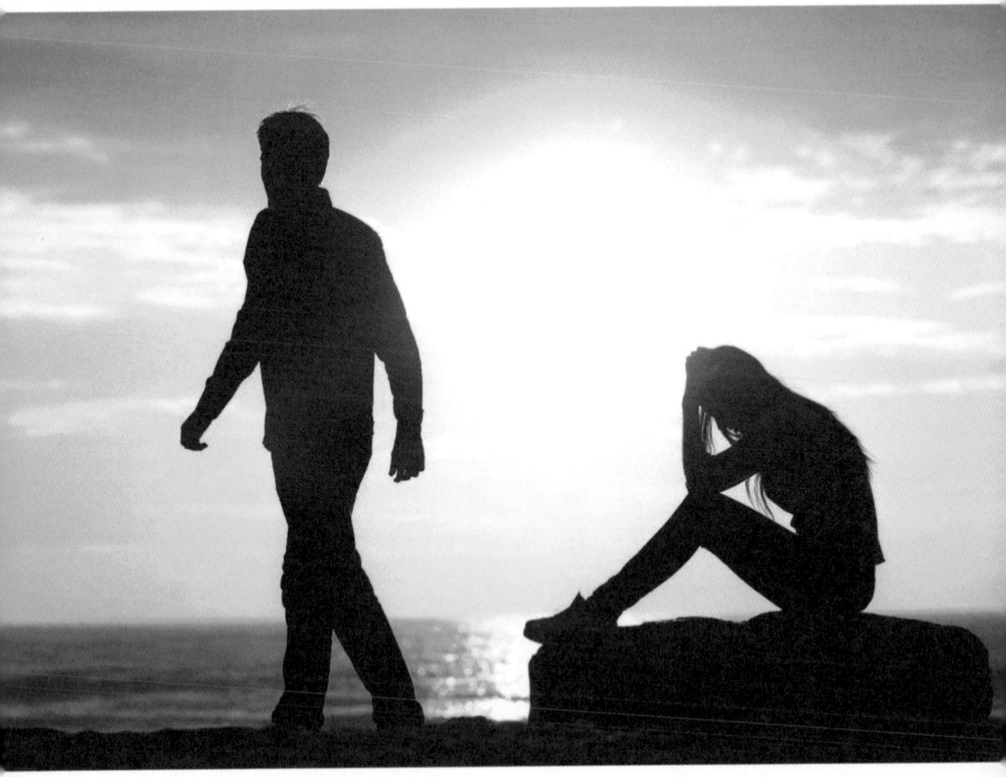

地在伴侶關係上重演；男性的情形也是相同，在他的伴侶關係上會重演與母親所有相關的設定。許多的婚姻與情感問題，如果可以從心碎關係這個課題下手，很快就能解決了。古語云：「迷則千萬劫，悟則一瞬間。誠然。」

案例

護理師／台灣

我有位很要好的女性朋友，而這位女性朋友所交往過的男朋友居然都有暴力傾向，我一直覺得很納悶。當我這位女性朋友結交了第四個男朋友時，我鬆了一口氣，因為這位男孩子是個風度翩翩、文弱書生型的瘦小大學生。不過幾個月之後，我又再度接到這位女性朋友的求救電話，她告訴我，她又再度被男朋友打成重傷，正在急診室醫治。

我非常納悶，為何連這樣的男人都會出手打人，後來我與這位女性朋友討論了很多次，我才發現這位女性朋友與男朋友吵架時，就會跟她的男朋友說：「打我啊！你就是不敢打我。你不打我就是你不愛我，對不對？」原來我的這位女性朋友無意間不斷地引誘她的男人打她。

後來在團體動力中追溯真正的原因，原來是源自於這位女性朋友與她父親之間的關係。這位女性朋友小時候經常被父親毆打，父親在打她的時候就會告訴她：「我就是因為愛你才會打你！」而形成了設定！所以她便以這樣的模板去選擇她的男人，原來是典型的「心碎關係」模式。

Rena Wu／澳門

我在感情關係上常常受到傷害，其實源自於我在潛意識中「愛等於傷害」這個程式，而這個程式的源頭，來自於父母的關係模式。因我常看見爸爸傷害媽媽，所以就算意識上多麼的不願意，在往後的情感路上不期然會重覆這個關係模式。

而這些內心的動態，都可以從人生動力能量場找出來，提高察覺，了解到自己的某些遭遇，源頭都是自己內心的某些程式、想法、感覺，這樣也會懂得為自己負起責任。就不會抱怨別人，而是嘗試去改變自己這些心態，對命運的掌握也就由被動變為主動。

李小姐／台灣

我記得這次做個人動力，主要是我有一種莫名的失落感與悲傷。沒想到會與父親抽煙有關，我對於爸爸抽煙有很多情緒，氣他不愛自己的身體，但是當我看到他抽煙時又有一種悲傷與難過。媽媽總是對我說：以前一直說一定不要嫁給會抽煙的人，結果媽媽還是選擇一個會抽煙的先生。這也讓我發現自己與男友有相同的問題，我的男友原本沒有抽煙，但不知道哪一天他開始抽起煙來，而且越抽越兇。

以前我一直不懂，在記憶裡外公是個不會抽煙的人，媽媽怎麼會將「未來的先生不准抽煙」納入她選擇先生的重要條件之一？在一次偶然的機會中，媽媽說外公以前其實是個老煙槍，所以她很不喜歡人抽煙，這時我才懂。

人生很特別，不喜歡父親怎麼樣的行為，無論自己如何避免還是找到相同的伴侶。原來這都是因為愛，我在人生動力裡發現許多男友與爸爸的相似點。原來我是在找爸爸！

第九個課題 物欲上癮

高峰經驗的圓滿體驗，產生了一種再回復的欲求

「物欲上癮」課題的根源來自於人生中的高峰圓滿的體驗，包括在母親十月懷胎之中與母親合而為一的圓滿經驗，以及之後的初戀或者親密行為，因為這些體驗產生了內在一種再回復的欲求，於是形成物欲上癮的設定。

以上三個時間點分別為：在母親胎中、初戀與第一次性行為，這些體驗在人的一生中是自然而然發生的，不必經過特別修煉就能體驗到的高峰圓滿經驗。當這些經驗再次被喚醒，但是無法以心量與能量的修煉，例如：儒、釋、道、瑜珈等其他能量的修煉，來重返那種高峰圓滿的經驗時，就會形成上癮的症狀，包括：購物癮、煙癮、上網癮、賭癮、毒癮、偷竊癮、性成癮等，或其他迷失於權利、金錢等慾望上的，都歸屬於這個課題。

上癮的成因是曾經歷過具足圓滿的能量體驗後，如果無法再度獲得同樣的經驗，會使得內心有嚴重的失落感，於是以上街購物、抽煙、吸食毒品、吞食迷幻藥、賭博、偷竊等刺激性的經驗，來替代那失落的滿足感，這種失

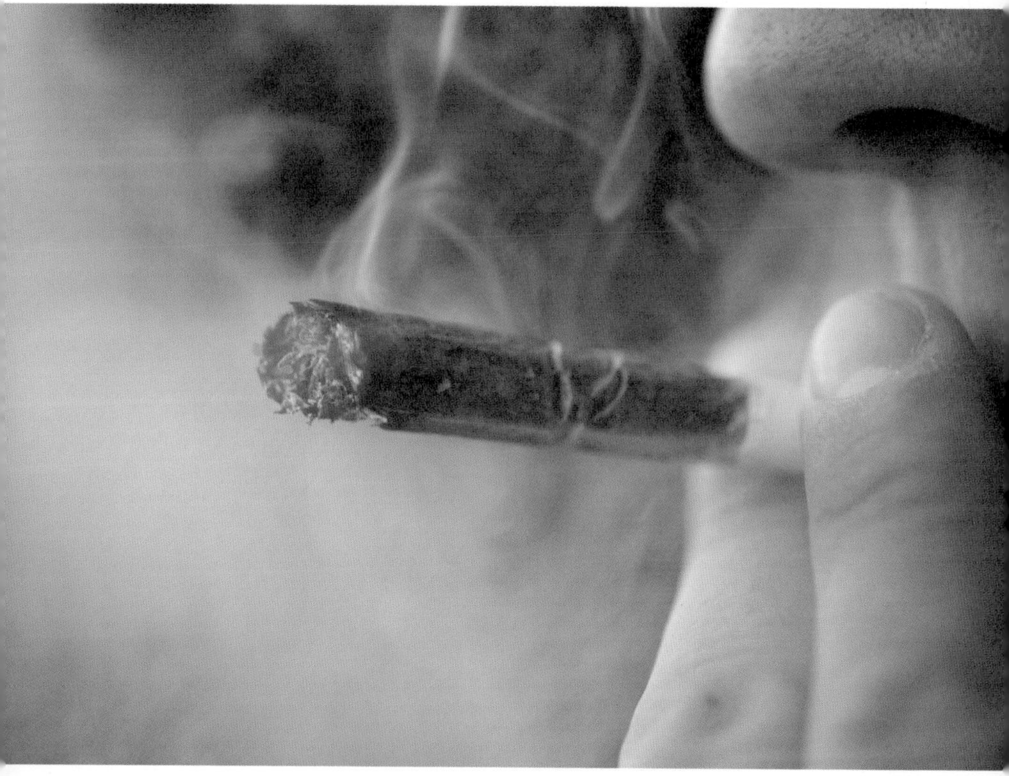

落需要重複的被滿足，於是成癮。

舉例來說，為什麼有些人會喜歡偷別人的內褲？因為內褲可以喚醒他與母親之間的連結；為什麼有些人會喜歡賭博，因為在賭博的程中所產生的刺激，會與你在親密行為當時身體所產生的激動反應非常類似。所以包括喝酒、抽菸、毒品、吸食迷幻藥等等，都會讓你接近無思想、無念頭的狀態，而且你整個肉體會處在激動狀態當中，所以說所有上癮與慾望的根源是「性」，也都是「性」的衍生與模擬。因此，人之所以會上癮，就是源自於對親密行為與初戀的無限眷戀而衍生的。當我們發現某人有物慾的上癮，除了正常行為的矯治之外，內在設定的解除也是相當重要的關鍵。

案例

Anna／俄國

每次有食物，我都會有一直想吃而且無法停止的感覺，吃的時候又害怕我吃得太多會變胖、變醜，所以吃完東西後我又會有很深的罪惡感，即使我不怎麼覺得餓，還是會很想吃，吃又吃不停。在人生動力工作坊的過程中，發現在這個一直想吃的感覺背後，其實是一種很深的恐懼感，就像明天可能就沒有食物可以吃了，所以現在最好多吃一點的感覺，但實際上我已經在荷蘭有很穩定的生活和甜蜜的家庭，但總是無法改變這種想吃又有罪惡感的狀況。團體動力繼續進行下去，找到原來我在俄國的祖先因為當時的政治環境，曾經有人被關在牢裡沒有食物可以吃，一旦有一點食物又怕吃了明天就沒得吃，一直被飢餓折磨至死。解除這個設定之後，我和工作坊的學員一起用晚餐，吃著吃著突然發現，我開始可以很輕鬆的享受這一餐，不再感覺到罪惡感，也不需要多吃了！

Cathy／台灣

我只要壓力大，就會開始不停的買衣服，這樣的狀況影響到我的財務問題，並且衣服多到不知道放哪裡才好，因此這個問題一直很困擾我。我在團體動力中發現，原來買衣服有一種讓我回到內在平靜的狀態，於是漸漸的為了讓自己平靜，我就會忍不住買衣服。

在團體動力的過程中，我釋放了自己外在的許多壓力，將內心裡缺乏的需求補足，這個問題就逐漸的改善了。

第十個課題 親人死亡

父母，祖父母，或是其他家族成員死亡之哀慟而造成個人欲隨之而死的衝動。

「親人死亡」課題是指對父母、祖父母或其他家族成員死亡之哀慟，造成個人欲隨之而死的衝動。在人生旅程中所經歷的死亡經驗，例如墮胎、親人不自然與自然死亡等，都會造成個人向死的意志，如果沒有天災人禍、戰亂或意外發生，多數人是在接近中年的時期經歷親人死亡，而親人死亡是造成個人向死意願增強的設定機制之一，並會隨著親人死亡的人數，而增強設定的強度。

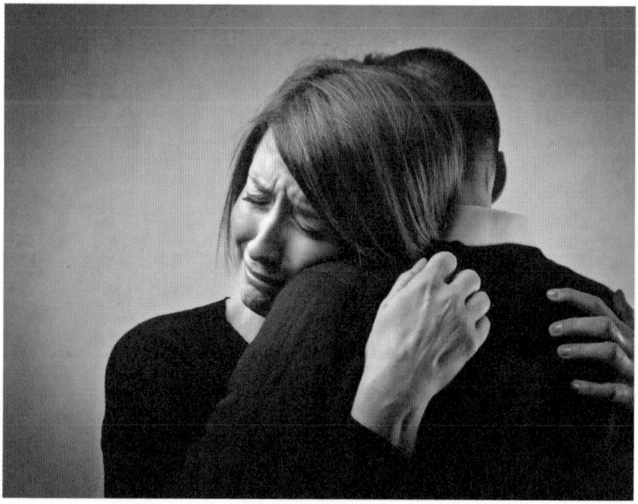

此項課題在醫學上，對於癌症病人與老人的健康是非常重要的。癌症病人的死亡意願，有部分就是受到親人死亡的影響。如果死者是同盟，如：父母之外支持個人生存的親人，或是大約六歲以前的照顧者，那麼同盟的死亡也會造成個人的向死意願，通常會決定與之同齡死亡，此類設定常見於老年人，尤其是慢性病、重症的老年病患，對老年人的健康與生活品質有決定性的影響。

我的母親自七十歲開始，就常說活的夠了！身體也漸漸出現莫名的病痛，究其根源，才發現帶她長大的奶奶就是在七十歲時過世，她的外婆、大姐也都在七十歲左右死亡，因此七十歲對她而言就是生命的盡頭。這個歲數讓她憶起那些從小帶她長大的親人，並且面對著親人死亡的記憶，使得她在當時有很強烈的向死衝動。

有時當親人往生時，生命像是斷了手或腳，某個部位就像是消失了一般，雖然這是個假象，但會反應在身體上並與親人的身體狀況有關。有位個案他是家中的長子，年輕時身體狀況一向很好，但他奶奶罹患肺癌過世之後，他也跟著得了慢性支氣管炎與肺炎。

我以前在家醫科工作時，曾經遇過一位病人每次檢查都十分正常，但是他經常抱怨肝的位置很不舒服，後來我發現他的父親是因為肝癌死亡，就知道因為他對父親辭世的悲傷情緒尚未妥善處理，肝的問題其實是種輕微的哀慟反應，如果嚴重的話就會引起隨父親而去的意願。

對遺族而言，親人離世就像世界也會隨之崩毀一樣，失去所有存在的意義與價值。這種現象在感情深厚的老夫老妻身上特別明顯，當老伴死亡時，另一半也很容易在短期內隨之死去。其實這種死亡意願只因愛之深情之切，於是以一死來代表對親人的愛，如果能夠瞭解我們為這世界所做的一切，就如同為死去的親人所做的，那麼也就無須一死了。

案例

失去孩子的媽媽／台灣

人總是有些不得已，尤其是當我們必須選擇要與自己的孩子分離時的苦痛，也只有自己能承擔，但往往陷入無止盡的愧疚與自責。回想起那無緣的孩子，心頭總是揪的難受，每年都會為他們辦超渡法會、念經迴向，只要對孩子有幫助的，我都很樂意去做。但是內心深深的愧疚感卻不曾消失過，因為罪惡感總揪得人自責不已，還伴隨著長期的生理期不正常與腰酸背痛。

在一次個人動力中，我看到了自己的孩子泣訴著被遺棄的孤單，如何的愛著媽媽，而我卻選擇殘忍的結束他的生命。過程中，我能真實的感受到孩子的樣子、性別、性格，還有與孩子的互動以及到後來的和解，他好多了，他開心的笑了，並且告訴我：「媽媽，我愛你！」我緊緊的摟著他，好愛好愛自己的孩子，感謝孩子的愛。

我還有一個流產的孩子，當我發現懷孕的第二天，我就失去了他，那傷痛簡直比懲罰還殘忍。做個人動力時，我看見他不完整的樣子，他告訴我：媽咪，因為我有一個心地很好的媽媽，我不完整，我不要媽媽照顧我一輩子，所以我選擇離開妳，但是我好愛你。經歷了這些，讓我體會到這一切的過程是如此地珍貴，因為孩子讓我學習了太多！更重要的是，現在我知道他們很好。以前自己的心只會活在永無止盡的愧疚，以前只能藉由宗教法會祈福，但他們得到幫助了嗎？沒有答案，恐懼仍在。而如今，藉由個人動力的幫忙，我與孩子都走過來了，願以此祝福需要幫助的人。

第十一個課題 地球之旅

源自於大災難或衍生自罪惡感的痛苦。

罪惡感是「地球之旅」課題的重點，這是因為大型的天災人禍而衍生出來的設定。這個課題的發現起源於一位來自泰緬邊境的個案，他的父親是位中國將軍。這位個案本身有種異於其他個案的特質，他與他的家人十分緊密地相繫在一起，且他將全家人所有的痛苦以一種近似罪惡感的方式攜帶在自己身上，彷彿所有發生在他家人身上的事情都是他的過錯。

我在他個人動力的過程中發現，因為在

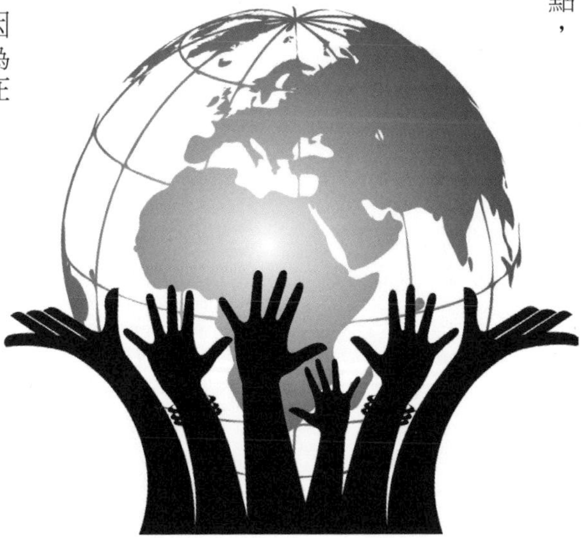

戰爭中全家人必須緊緊地相繫，深怕稍有偏差，就可能失去家庭的任一成員，因此深深地影響這位個案的性格，他變得非常害怕犯錯，一直很恐懼自己做得不夠好，於是衍生很深的罪惡感。後來針對這位個案，再去深究他們家庭會有這種處境的原因，才發現原來「過去世」他們曾經以武力攻打別的族群，於是符合了第四個原始設定，因為曾經傷害別人，所以也體驗了被傷害的痛苦。

案例

找不到爸爸 Gu／新加坡

我和先生共同經營一家小工廠，工作時經常很緊張焦慮，一緊張什麼都沒法想、沒法做。在團體動力裡發現原來與我的爸爸有關，我的爸爸在日軍入侵時被抓走，不知道是被槍斃了還是俘虜了，也不知是生是死，母親天天牽我的手、抱著還小的妹妹去軍營裡找爸爸，一直都找不到。我從小就沒有爸爸、找不到爸爸，也不知道爸爸長得什麼樣子，腦海裡一點印象都沒有，很羨慕別人有爸爸，可以一家團圓，我因為沒有爸爸，媽媽很辛苦要獨立撫養這麼多個小孩。我和媽媽一樣覺得生活很辛苦，找不到爸爸覺得生活很緊張，現在我心裡找到爸爸了，媽媽也可以開心了，這個一生的痛苦終於有機會可以說出來了！

王小娟／台灣

這輩子過的安居樂業，沒有經歷過戰爭、災難等事件，但二〇〇九年三月開始，心裡始終有種很深的內疚，直到有一次，明明就是同事誤解的事件，我在開車途中心裡愧疚的感受卻蜂擁而上……，不懂怎會如此？當天，在個人動力中，我清楚地看到過去的我因做錯決定害了我的族人，那種自責、愧疚與罪惡感是任何理由與藉口都無法解釋；唸了再多的「對不起、請原諒我、謝謝你們、我愛你們」，心中仍然無限內疚，直到我解除了地球之旅的設定，我感覺到這些感受需要透過這個過程，才能獲得釋放……！

認真的去感受這個設定，我竟因內疚而自懲到不准自己更好，甚至只要接觸人生動力就會想睡覺，這種愧疚真是最無謂的感受，既耗費能量，更困住自己，但是卻得去看見它、面對它、然後才得以放下它呀！

第十二個課題 累世中，你欠別人的心靈債主

「心靈債主」最常見的就是自己的家人，所謂「不成仇、不成父子」，宇宙的安排真的很奇妙，原生家庭恰好就是所有痛苦的根源，也是所有價值的起點，因為所有的痛苦經驗翻轉過來就是生命價值的呈現。宇宙中所發生的一切不是巧合，會有什麼樣的人生際遇，其背後一定有某種緣由，也就是說種什麼因，就會得什麼果。

另外一種最常見的心靈債主就是自己的伴侶，男人和女人在一起的原因，除了「愛」之外，另一個將兩人綁在一

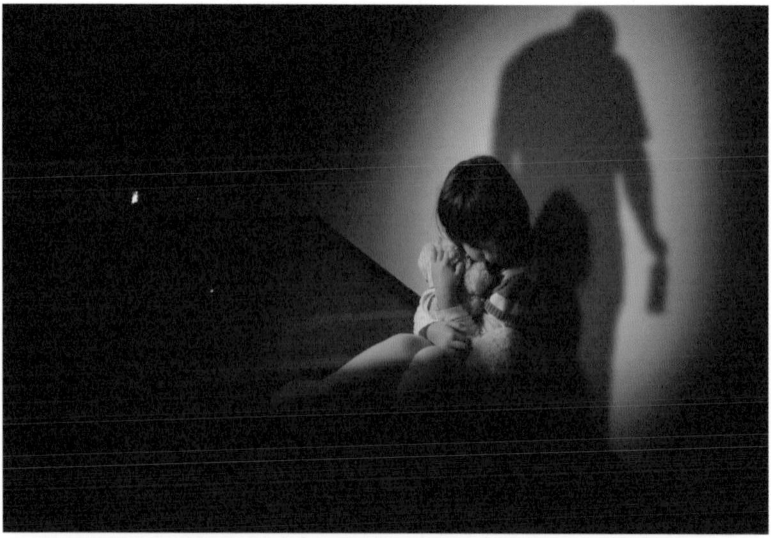

起的最大力量就是「性」，這與兩人之間的設定（業力）有關，而性是人與人之間最深層的連結方式。伴侶關係經常衍生許多痛苦，是因為曾是冤家的兩人再度聚首，竟以愛的方式呈現，於是形成這個非常複雜的課題。

除了家人和伴侶外，如果心靈債主以無形的存在體讓自己痛苦，例如失眠、精神官能症、妄想、精神分裂等情形，或是生活中經常有許多無法解釋且不順利的事件發生，也可以運用對應這個課題的方法來解決。

物理學家在探討宇宙本質時，發現它具有一種「波動與粒子二象性」，也就是所有的粒子，包括原子、中子、質子、原子核內的粒子等，都具有波動的特性，因此萬物皆是波動，人類也不過是其中一種由許多波型的集合體，因此心靈債主也可視為某種波動的現象，只是不以人體的型態存在，並且無法用肉眼觀察到罷了！

案例

家庭主婦／台灣

我是個基督徒，對我而言「心靈債主、冤親債主」這種名稱好像是佛教、道教才會聽到的，所以我很排斥這個課題。但黃醫師說：這個課題是個承諾，就是透過它把自己變好的過程，一起原諒這些傷害你的人，或是幫助那些曾被你傷害過的人，因為你的改變讓他們也跟著改變，任何宗教也都是勸人向善，希望人生美好，沒有怨恨、埋怨、沒有痛苦不幸與疾病，不是嗎？

那時我的身體長期不正常出血，已經嚴重影響到我的生活作息，到處求醫都不見好轉，所以我在團體動力當時，做了這個主題。回家後幾天我似乎就轉好了，但過沒多久我的出血症狀還是又出現了。黃醫師說：再來一次吧，看看哪裡出問題。

我永遠記得那個畫面，動力場上有個代表說：你說要做好事卻沒有做啊？你說要往自在的生活去也沒有。這時我恍然大悟，為什麼我還是出血。

我們每個人都有虧欠的人，或許也有虧欠我們的人，而這些人或這些事件造成我們這輩子感受到痛苦或是生病，如果我們想要改善自己的狀況，不願繼續生病痛苦下去，就要願意接受自己不對與不好的地方，放別人與自己一馬，才能回到宇宙的法則裡。

現在的我月經正常，也沒有不正常出血，這一切對我來說實在是太特別的經驗了！

Jing Shan Lin／新加坡

參加了人生動力工作坊後，我終於找到解除程式、設定的方法就是：在動力場好好的去面對，並且將要講的、要發洩的都表達出來，在哪個地方出問題，就在哪個地方把它解決掉，就是那麼的直接、徹底、真誠。**原來不必總是正向嘗試把問題看得「正面」，只要有錯認錯、要哭就哭、亂了的家族秩序把他排好、將靈魂最深的渴求坦白的說出來，就可以把那些模式、病毒、設定解除掉**。不受這些程式影響，我們就能更自由隨心的生活，心想事成的能力也會增強，改變了命運，重新啟動新人生契機。

第十三個課題　回歸一體

你受的苦，就是你曾經對別人施予的

「地球之旅」、「心靈債主」及「回歸一體」這三個課題是我們在出生之前會有的設定，我們在累世的業力中，就是在經歷這四個原始設定所衍生出來的人生功課。「你所受的苦，就是你曾經對別人施予的」，這句話很簡單地定義了「回歸一體」這個課題。而回歸的本質就是要你體會人與人之間的一體感。佛經云：「欲知前世因，今生受者是；欲知來世果，今生做者是」。回歸一體是由四個原始設定所衍生的痛苦，也是核心的課題。回歸一體就是透過經歷別人曾受自己傷害的相同體驗，來回到一體感之中，這是宇宙自動自癒的循環。

也許你會問：為什麼我們要有這些設定？其實這是一種遺忘，你必須記起，否則你就無法自痛苦、不幸與疾病之中出脫。因為人生是個旅程，而我們是宇宙的遊子，我們來到地球體驗人生就是為了一個偉大的目的，就是重新認識自己圓滿、神聖的本性，不必問為何非得如此，只要可以認真地體會人生每

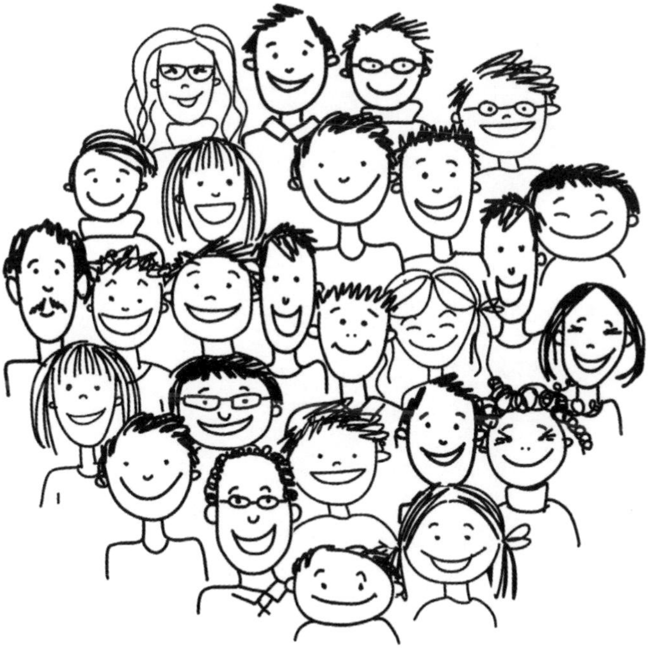

個發生，就可以了解這種設計的巧妙，體會這是一場宇宙的偉大遊戲。

案例

上班族／台灣

以前我總是怪別人，覺得自己是受害者。我記得黃醫師說：「可憐之人必有其可惡之處」，那時我對於這句話的感覺是他根本無法了解我們的痛苦，誰會想要這樣被對待？

我很愛我的先生而跟他在一起，那時他的婚姻狀況不穩定，雖然我知道他們之間的問題與我無關，後來他結束前段婚姻跟我在一起，我的心裡似乎總有些聲音，覺得先生不愛自己，總覺得自己不夠好，因為我覺得自己是第三者。漸漸的，我與先生的感情也出現問題，這時候一樣有個女生默默為他做許多事，這時候我不能諒解這個女生，更不能諒解先生。

但這一切似乎有點像是我的翻版，那時的我很痛苦，也因此來做個人動力。在個人動力裡我看到我們的相似點，原來我也曾經使別人經歷這些遭遇，讓我認清為什麼我會有同樣的遭遇，不論是累世或現在，情緒的宣洩幫助我面對自己，讓我走出受害者角色。

現在的我與先生的感情更好，曾以為必須經歷結束婚姻的感受與痛苦都沒有了，原來我代替了那個女人，還好有人生動力，因為我現在幸福的不得了。

陳小姐／台灣

在一次團體動力中，我想解決我與寶寶長期以來的睡眠困擾問題，卻意外找出我與先生還有他初戀情人的三角習題，追溯到了我們的前世，原來在那一世裡，我是個煙花樓女子，攀上了現任先生，不管他是個有婦之夫，還有個孩子要照顧，仍舊使出渾身解數要將他留在我身邊，對於他的妻子還以勝利者之姿極盡糟蹋之能事，後來角色互換，當自己經歷了那個女人的心路歷程之後才發現，我過去世的荒唐與殘暴，原本視先生的初戀情人為敵人的我頓時感到無比羞愧，覺得自己虧欠人家太多，現在世不過是在重新體驗自己曾經加諸在別人身上的痛苦而已！接著人生動力還找出了我累世因曾經玩弄欺負了許多女子，有的甚至為我犧牲了性命，這一世，我才會情路坎坷。

Toto Lee／馬來西亞

接觸人生動力是因美琴的癌症復發，在沒辦法之下，唯有一試，在一對一人生動力和團體人生動力的扶助下，驚訝明白為何美琴會得癌症，累世殺孽重、對已逝的父親掛念、對父親的錯愛、死亡意念極強。對家人與丈夫的不滿、壓抑著的情緒，都一一隱藏在心裡，不能被解放，終於身體熬不住，病情再度惡化。在人生動力輔助下，都被解出來，真相大白。也解了我心裡長久以來的疑問，美琴一直為自己原生家族的奉獻，遠遠超出自己極限，原來是來累世的潛意識設定，歷史重演，在今世，還是沒完沒了，一直再演，我們曾經為此事鬧得天翻地覆，差點離婚收場，這個心結最終被人生動力揭發，驚訝人生動力的威力。心生感激，感謝人生動力，把一切疑問都解開，真相大白。

卷六

第三階主題內容

追求完整的心

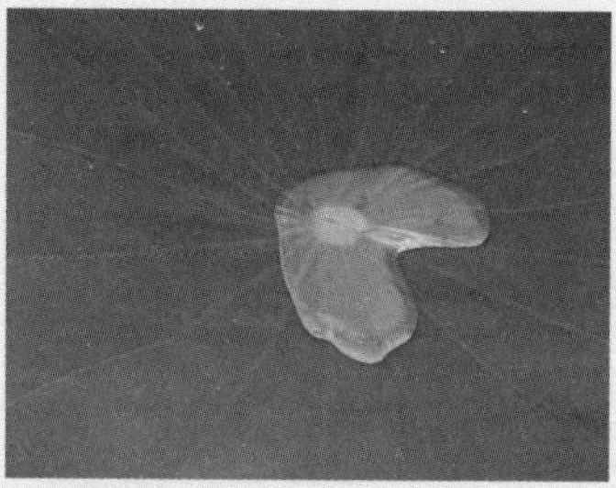

家庭成員完整歸位，意謂著必須將所有的家庭成員歸回家庭的每個定位之中，如果無法完成這個過程，一個人就不能體驗「心」的完整。

完成家庭圖像

在中國傳統的儒家觀念中，父親代表人生意義和價值，母親代表人生物質的條件，因此個人必須取得與父母的重新連結，建立自己完整的家庭圖像，才能構成生命真正的整體感。要完成心中的家庭圖像，不僅要清除以前殘留下來的負面影像，還必須要重新建立內在父母的圖像。

如果心中內在父母的圖像是充滿光輝與喜悅時，我們的內在狀態也會是充滿光輝與喜悅的；如果內在父母的圖像是悲慘痛苦的，那麼我們就會吸引悲慘痛苦的生活經歷。宇宙會依照內在圖像的藍圖建構我們的命運，並依內在的心量而將其物質化，呈現出生活的各種條件。這點與正向思考完全不同，我這裡指的是內在觀想自然呈現的圖像，而非頭腦理性的意念。

重新建立內在的家庭圖像，除了父母之外，還要將家族中的每位成員無一遺漏的歸位，包含曾經因戰爭、墮胎、夭折而死亡的家庭成員，都必須回歸到家族的圖像之中，這個圖像就是「原生家庭中完整家庭成員的家庭圖像」。在建立了完整的內在家庭圖像之後，就可以感受到「心」的完整，會

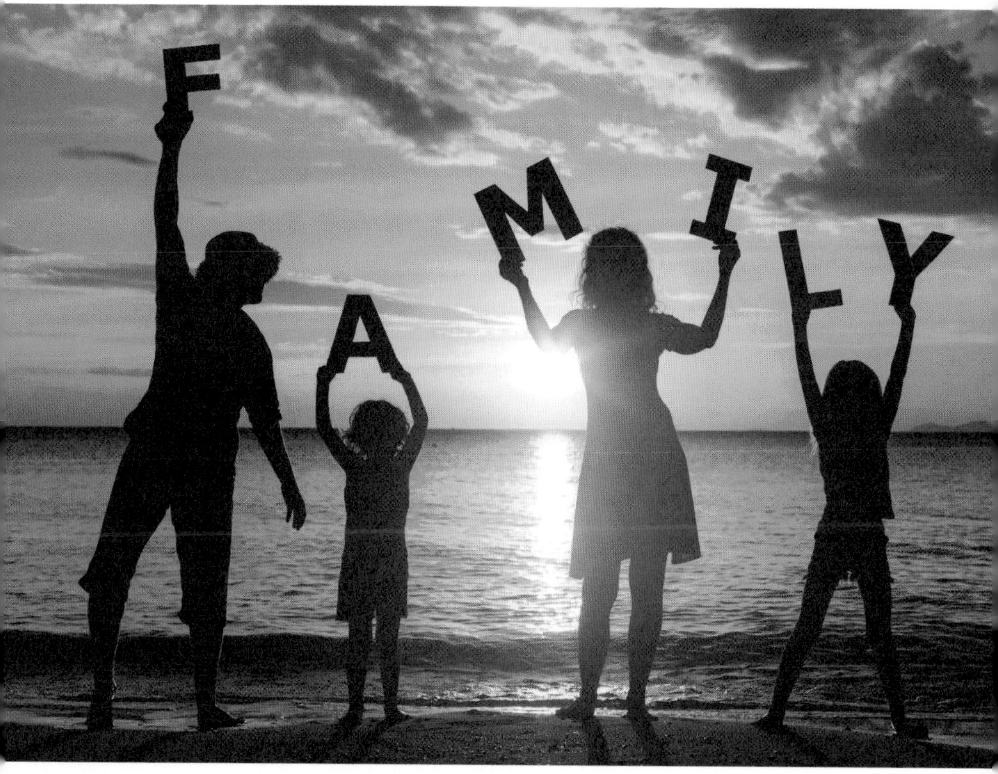
F
A
M
I
L
Y

覺得胸口滿滿的、暖暖的，處於一種完整、圓滿的心的感動之中。

案例

Chi letter Lin／澳門

我體驗了人生動力場上的排列後，深深體悟當我們追溯疾病痛苦不幸的設定的源頭，最終也是最容易最有效的方法，就是回到原生家庭。但這不表示叫我們把責任推到父母家人身上，而是要我們真誠面對自己之時，知道我們的靈魂選擇投胎到這個家庭，就是要經歷這裡的一切，並由此去學習。

進入天地人的整體感之中

周經中的三才，易經中又稱為王者之學，這王者之學的「王」字，上下三橫分別代表天、人、地，中間一豎則代表貫穿天人地的精神，於是將天、人、地三者貫穿在一起就稱之為「王」。一位真正的王者不是霸王，就易經的文化哲學定義，每個人都能成為王者，因為王者指的就是貫穿天、人、地精神的人，這是一種文化意義的期許，是人人皆可成就的，而非指你爭我奪的物質利益或權力鬥爭。

孟子曰：「舜何人也，禹何人也，有為者亦若是。」在中華文化意義底下，人人皆可成為王者的「王者之學」與「王道文化」。這種期許對於統治者更為重要，因此，中華文化對於國家元首、在位者就以這種期許來做為稱號，謂之「王」。過去在封建時代，在元首前是不被允許也稱自己為王的，因此後來就改稱為「君子」。所謂「君子」就是「群子」，只是字旁少了羊字。「群」指的是有群體感的人，也稱之為君子。君子與英文中的 Gentleman 意涵不同，英文中的 Gentleman 指的是社會階級中的貴族，具有社會階級意識。

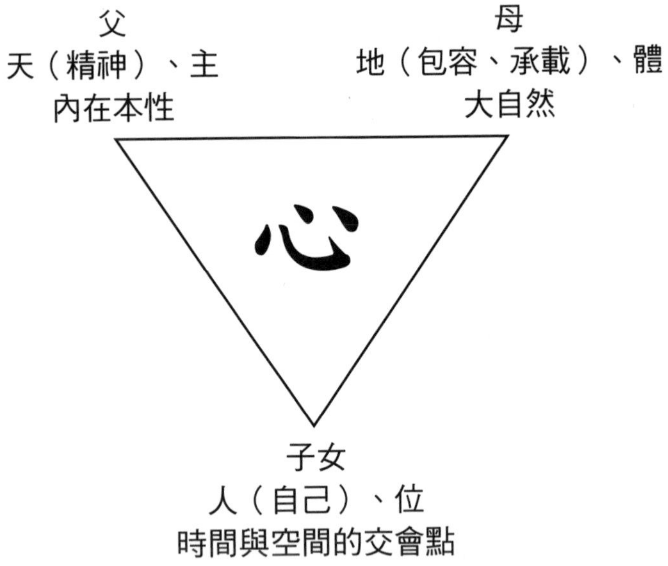
父
天（精神）、主
內在本性
母
地（包容、承載）、體
大自然
心
子女
人（自己）、位
時間與空間的交會點

中華文化的君子指的是有整體感的人，一個活在天地人大我生命中的人。

之前提到生命的鐵三角，現在我再延伸這個鐵三角到整個家庭：父親代表「天」、母親代表「地」、兄弟姐妹和自己就是代表「人類全體」，也就是人類整體的代表。

因此，透過父親的能量與天重新產生連結，代表生命找到價值、核心與意義；透過母親的能量與地球重新產生連結，代表生命之中所需的一切源源不絕；透過兄弟姐妹的能量與人類整體重新連結，代表處處有人相助、四海皆兄弟。藉由連接天、地、人，在當下可以進入生命的整體感當中，人生也就進入了更大的架構與範疇，讓心量打開到像天地一樣廣闊，並與天地冥合而盛大。

案例

精神問題孩子的母親／台灣

我的孩子有精神方面的問題，我為了孩子參加團體動力，進一步詢問家裡才發現我現在的婆婆並不是公公的元配，原來的元配是位弱智者，雖然元配生下了一名女嬰，但是因為疏於照顧而早夭，因此夫家將她休掉，這位元配也因而發瘋、抑鬱而死。

在團體動力場中，元配的代表在場上表達了她的心願，希望先生的家族能夠正式承認她也是家族的一名成員，並納入家族的系統中。於是在團體動力過後，先生和家族的後代真的就遵照這位元配的心願來處理，後來我的大姑原本無緣由的精神疾病，在處理後約二週竟不藥而癒，而我的小孩精神狀況也漸漸恢復了。

Xinyu Xie／新加坡

人生動力教會我清晰界定敬拜生命的鐵三角：自己＋父親＋母親。我因此深深知道父母的影響不再只是一個外在因素，而是內在小宇宙的外在彰顯。當我們說憎恨自己，就是憎恨父母；當我們說對父母感到疼愛，也是對自己的疼愛。當我們說看不到父母有美滿的婚姻，也就是說看不到自己可能會有美滿的婚姻。當我們拒絕承認父母就是自己的一部份，也就是拒絕接納自己。

Junzong Wu／香港

爸爸媽媽，三個月前，我不想見你們，因為我覺得自己是被犧牲，來成全你們的命運。

爸爸媽媽，三個月後，我好想見你們，因為我將你們的位置還給你們，我尊重你們的命運。

上星期五，結束對家人全面封鎖的生活。現在，我是不一樣的我，過著一個不一樣的生活。

卷七

其他專題

親密、親子、疾病苦痛和創造自己的命運

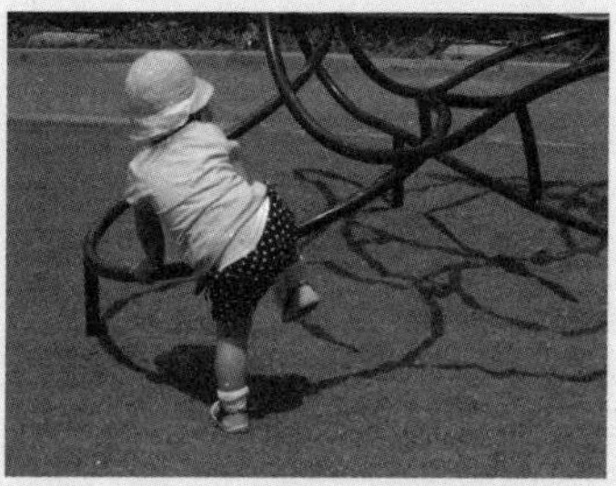

改變親密關係
改變親子關係
改變疾病苦痛的命運
創造內外富足的命運
創造自己的命運

改變親密關係

愛情的苦不在於誰受傷、誰傷人，而在於愛的表達受了設定的扭曲。令人扼腕的往往是深愛著一個人，卻無法不去傷害他。深入設定，我們再次了解，這一切皆是愛的錯誤表達。而這種表達方式，深受我們原生家庭父母相處與表達方式的設定。**愛，要能簡單，要能勇敢的、直接的、當下就說。不要怕哭，不要怕軟弱，勇於表達軟弱就已經是勇敢本身。**

親密關係的六個階段

在我的工作坊中，有不少學員參加的原因是為了親密關係這個課題，大多數的困擾是找不到適合的伴侶、老是找不對人、與現在的伴侶經常爭吵無法解決、已經失去對伴侶的熱情……等問題。在親密關係這個課題上，最常見的設定為心碎關係，除此之外，也與死亡恐懼、胎中設定、平衡父母、愚愛替代、不敬自懲的設定機制成一種延續的現象，或是因為異性父母早亡、親人死亡的設定機制，因而反應在與情人的關係之中。

要剖析親密關係這個課題，必須以「戀、愛、性、情、緣、命」這六個階段來說明，且這六個字也需重新定義，因為一般人並不是真正清楚地瞭解這六個字的內涵與意義。舉例來說，常發生未成年的青少年因為有了性行為而懷孕，因此被迫結婚，就這種情況來說，他們彼此應該是「我性你」，而不是「我愛你」，雙方只因對性的好奇與賀爾蒙的驅使，讓兩個人有了性行為，卻因為社會的觀念而踏入婚姻，對雙方都是一種戕害。

所以說「我性你」、「我愛你」、「我情你」、「我戀你」，其實是不同的。一般人講「我愛你」，事實上不一定是「我愛你」，他可能要講的是「我性你」，「性」在這裡是動詞。有一些老夫老妻，他除了「我愛你」還有「我情你」，情是指愛的累積，因為到了某個年紀不一定是「我性你」的時期。因此先瞭解六個階段的內涵，就不會在親密關係上混淆。

戀：「戀」是靈魂的連結，靈魂的連結類似承諾，而承諾本身就是戀的基礎。因為有「性」，在地球上人類分為男女陰陽兩體，並呈現在身體結構上的差異，目的在創造兩體之間相互的吸引力，而戀就是這股吸引力的呈現。

戀的吸引力包含三種力量。第一種力量，是吸引雙方共同完成人生的體驗，以回到一體感之中。第二種力量，來自性的吸引，性的吸引產生於冒險渴望新的領域，也就是說戀來自於人渴望不同面向的人生經驗，人渴望不同陰陽本質的經驗。第三種力量，是靈魂的承諾跟決定，當雙方看到彼此的眼睛時，就想起曾經許下的承諾跟決定，要在地球上盡可能的一起體驗人生中的一切。

但是戀到後來經常令人痛苦，因為吸引力強烈到了盡頭，就會逐漸衰退。當戀產生時，也必定有消失之時，如同快感一般，快感爬得越高越快，一旦它開始消退時，失落感也越強烈。

愛：「愛」之為一切的本質，愛一開始就沒有對象，如果愛有對象時，那可能是情、可能是戀、可能是性，但不是愛，因為愛不局限於任何一個形體、對象之中。愛是空性，愛是一切，愛是你的頭髮、你的眼睛、你的鼻子甚至是你的排泄物；愛是一切現象背後的本質。

愛無法被定義，愛無法完整的被描述，愛也無法談論，愛只能在二個脈絡下來體驗它。第一個脈絡就是實踐自我成長、情份累積的路，第二個脈絡就是在當下，放下你的自我、你的對象、你的對立，從二元回歸到一元，當從二元的對立回到一體感的狀態時，就會體會到什麼是愛。

第一條路在傳統中華文化中稱為「漸修」，第二條路用禪宗的用語來解釋稱為「頓悟」，兩者都是體會愛的方法。莊子云：「道在尿溺中」。道就是一切的本質，道就是愛。

性：指的是本「性」，代表一個人的本質。在此本質指的就是父母的精卵所結合出來的受精卵，因為沒有一個人不是透過性行為而誕生的。性之為人的本質，人類卻無法很開明、很開朗的去談論它，原因是人類還無法接受自己的本質，而且當接觸到性的本質時，它所爆發出來的力量，是會令人懼怕的。

因為性具有強大的力量，因此性在人類歷史上受到了很多箝制、壓抑、罪惡化、骯髒化、奴役化，以滿足威權社會在政治、宗教、經濟等各方面對普羅大眾的控制慾望。其實性很自然、很簡單，它是我們的來源、下一代的起點、我們的本質和本性，這個世界原本就是由陰陽兩個能量的結合、和諧和消長所演變出來的，因此慾界眾生被設計成兩種不同結構的身體，在一種動態中體驗、取得和諧，而回到人的本質。

情：「情」的定義是指兩人彼此以一體感動對待彼此，其中「感動的累積」。當情累積到一定的份量之後就變成「情份」。二個人的情份可能隨著時間累積而加深，但是時間久，情份不一定就深，有些人交往時間短，但情份還是很深，這點是與戀相異的。

進入感動而後完成感動這條「情」的路，所帶來的滿足和強度遠遠穩定、強大於戀，因為進入了一體之感、一體之情，因為感動的累積會讓心愈來愈炙熱，於是有了熱情，更常在感動中實踐感動、進入感動而完成感動。當人的熱度會愈來愈熱，這份熱情便會感染周遭的所有人，熱情再繼續累積成為無對象的熱情，那就是「愛」。

緣：「緣」就是：這世界只有巧合，沒有偶然。看似隨機，卻必有奧秘完美的安排，如同我所寫的「四大信任文」中最後一句：「我今生起大信任，信任事事皆有奧秘完美之安排」。緣又名「因緣」，因緣就是無一不依靠其它的存在而被成就，也就是萬事萬物都無法獨立而存在。

感情之間的緣事實上與戀有很大的關係，它可能是設定、業力，也可能是性的或心理的設定，但都是巧合，都是一種人生經歷的過程。與戀相同，有此緣生必有此緣滅，佛家云：「此有故彼有，此生故彼生；此無故彼無，此滅故彼滅。」一切的事物，從宇宙到人生，沒有一樣是永恆不滅的，又云：「生滅滅已，寂滅為樂。」當生滅緣盡，就回歸到愛跟情、回到感動之中，所以說寂滅為樂，寂滅就是超越或穿越因緣的生滅變化，回到情的主軸或愛之為本質的不生不滅的存在裡，寂滅為樂。

所以，緣即是生滅、生死的原理，也就是人生必經生老病死的過程，在生滅的自然現象裡，自然有宇宙安排的意涵在其中，所以是巧合而非偶然。

命：「命」是一切皆有奧秘完美的安排，命是來到人世間要走的人生藍圖，又稱為「命定」，所以命可以算的出來，可以用紫微、八字、占星……

等算出命運的安排。而命的藍圖就是要帶領我們透過體驗人生的所有經歷，而回到一體感之中。

人生或長或短、或富或貧，而人生特別安排給親密關係的劇碼，就是要讓我們去體會戀、愛、性、情、緣的人生歷程，也就是命。在人生中體會「戀」，為何結合、為何分開、為何吸引力那麼強，為何連失落感也是那麼強；體會「愛」竟然是一切的本質；在每一個當下，處處體會「情」，體會人生實踐感心的累積；體會「性」，原始的創造力量與其殊勝、偉大，以及社會的誤解、壓抑與形成的控制。這所有的過程綜合起來就構成了「命」。

但是命，這個人生藍圖是可以透過人生動力改變的，透過解除設定、完整體驗累世歷程缺漏的體驗，把壓抑的情緒轉變成為敬意、愛與一體感。因為命要透顯的是內在精神的鍛煉，在各種不同的人生條件裡，透過不同角度、不同面向經驗內在精神的完整，最後淬鍊而成生命的「精神」，創造人生的動力。

案例

吳明麗／台灣

在親密關係工作坊的練習中，透過雙眼凝視對方時，發現對方笑了、自己也笑了，啊！活在當下的感動真好。其實內心是很渴望與人親近的，但總是拿捏不準，面對親密關係時，不是太親近讓人有壓力，就是疏離到給人冷漠的感覺，長久下來內心不只感到挫折，也在害怕與渴望之間擺盪，痛苦不已，甚而感到被孤立的感覺。

透過團體動力，讓我發現自己長久以來認為媽媽很可憐、孤單，而自己潛意識裡似乎認為自己也應該是孤單的，抗拒與人接觸。經過團體動力解除設定後，當天我發現其實生活裡一切都一樣，只是習慣僵硬的心變柔軟了，走路時會主動牽另一半的手，坐車、睡覺時會想依偎在另一半的肩膀上，心念一轉，一切都轉變了！

感謝黃醫師的協助，在心綠洲的工作坊中，我重新發現自我、建立自我，較會覺察自己的內心世界及他人的處遇，生活品質越來越好，甚而影響周遭的人，而這是我最感動的了。

改變親子關係

在我臨床的經驗中，父母對於孩子最常擔心的問題有幾個：如何與孩子溝通？如何教育孩子？孩子怎樣才算是有問題？孩子是否發展遲緩、太過動或太自閉？孩子為何容易分心？孩子經常感冒、過敏、生病怎麼辦？……

你的孩子沒有問題

如果想改善孩子的問題或親子間的關係，第一步先要想想究竟是誰有問題，是孩子還是父母本身？百分之三十無法治療的疾病有八九成與情緒有關，因此要找到孩子問題的根源，首先必須認清孩子情緒的來源，不加諸父母本身的問題在孩子身上，並且重視身體疾病與情緒之間的關係。

其實孩子大部分的情緒都是為了幫助父母表達他們內在的情緒，孩子的疾病通常也來自於父母親的影響，因此如果父母有勇氣面對自己的問題，相對的，孩子的問題也會少一點。父母想了解孩子，首先必須先從了解自己開始；看到孩子的苦，先要改變自己的苦。當父母的內在處境好的時候，孩子自然也會跟著好起來。孩子的問題是給父母的警訊，因此父母要從自己開始，解除設定，就能夠幫助孩子。

如果是身體相關的疾病問題，我的建議是少打疫苗、生病時不亂吃藥、不壓抑症狀，包括發燒、感冒等症狀，然後一定要改變飲食習慣，並且尊重身體的智慧。這部分可以參考我的另一本著作：「你的身體是全世界最好的醫院」，書內會有更詳盡的說明。

案例

幼兒教育與人生動力

邱紫珍／台灣

因為我有「風濕性關節炎」的關係，尋求過許多身心靈療法，當我接觸人生動力時，我希望在懷孕的過程中，透過個人動力，不要將自己的負面信念、情緒、習性植入在寶寶身上，讓寶寶純淨的做他自己，我覺得此法是最好的胎教。

在做過四次個人動力後，其中令我印象深刻的是第一次處理我和寶寶的關係。個人動力師引導我看到自己「憂慮不安」的表情時，我當時的直覺說出的話是「我怕我會做不好媽媽的角色」，話一出口，內在不安與擔憂的情緒就狂洩而出，淚流不止，原來越接近預產期，內在的擔憂便與日俱增，擔心自己手腳無力、行動不便，也不知道自己生產後身體會不會有什麼不好的變化，要如何帶好寶寶，我不能蹲也不能跑，要如何照顧到小男孩活潑好動的安全……。這些擔憂景象一一浮在眼前，我也把這些不安傾吐而出。

後來角色互換讓我當寶寶，寶寶聽到媽媽剛剛不安的心聲，要跟媽媽說什麼時，奇妙的是我不假思索的說：媽媽，妳不要擔心，我跟其他寶寶不一樣，我能體諒媽媽的身體狀況，如果媽媽不舒服，我乖乖的不吵鬧，如果媽媽不舒服，我也不會調皮搗蛋，我會很貼心的守護媽媽……。我一邊說，心中的感動讓我泣不成聲，這一切都那麼真實，彷彿寶寶是我的守護天使般帶來光和愛，撫慰溫暖了我的心靈。後來回到我自己的角色，我對寶寶說：謝謝你的體貼，你真是全天下最棒的寶寶，我真的好幸運、好感恩能擁有你喔！爸爸媽媽有你而更幸福溫暖，媽媽會勇敢堅強起來，盡一切心力照顧你、愛你……。

這一次結束後，我內在的擔憂不安消除了，跟寶寶之間也更貼近，更能心靈相通。寶寶在我的肚子裡，我常能感到溫暖和撫慰，真的是很不可思議，也非常感恩有這個機緣。

改變疾病苦痛的命運

人生動力這套方法除了協助生活、心理、情緒的問題，也可以協助解決生理方面的問題，接受人生動力且解除大部分設定的人是很少生病的，因為有關人生受苦、生病的設定已經解除，而且也鮮少發生意外，因為人生的境遇是由自己所安排的，無須痛苦、不幸或疾病來提醒自己還須改變，因此人生也會活的快樂而健康。

在處理個案的過程中，我發現十三個人生課題也會對應到身體的器官與部位，例如：不敬自懲與肝臟相關，死亡恐懼與腎臟、脊椎相關，心靈債主的負面能量則集中在頭、脊椎、背部、肩膀等身體部位。設定或情緒會對應在身體上，相對地，身體的症狀也是在反應情緒的設定之處，因此人生動力對於疾病的治療也有間接或直接的益處。

疾病是我們的靈魂迫使我們過新人生的手段，而回應疾病最好的方式，就是從靈性的了解下手，從而改變我們的人生。

生命是一個旅程，它的起點與終點在何處？靈魂不死，只是人生是一段有身體的旅程，身體是渡舟，也是宇宙的縮影，而通往每一個宇宙中有形與無形的空間。此生，指的是靈魂於身體上的起點；死亡，指的是靈魂於身體上的終點。沒有終點就沒有起點，沒有死就沒有生。方死方生，它如同這個世界中的陰陽法則運作，也如同日夜、吸呼、寒熱……等之辨證與互動，譜出無窮而多變的生活。

案例

Rebecca Seal-Davis／英國人生動力師

認識黃鼎殷醫師的人生動力是二〇〇九年的事情。當時我發現我的子宮頸有一些不尋常的細胞，醫院說如果我不處理它們，便很有機會變成癌。我當時是有一點害怕，但另外一方面覺得做手術未必是唯一的解決方法。我先生是醫生，而且是一個病理學家，當然希望我快點把那些不尋常的細胞處理掉。

剛好我的同類療法醫師Arden給我一本黃醫師的書「人生動力療法」，我一邊讀、一邊哭，一生從沒那麼感動過。二〇一〇年一月我回香港看我的家人，剛好黃醫師在香港開工作坊，我便報了名。上第一階的經驗很震憾，我發現，我對媽媽除了憤怒，其實還有很多愛，子宮頸不尋常的細胞其實是我和媽媽的一種聯繫。

兩個月後，我和先生一起到比利時上第二階和第三階工作坊，繼續處理我們的家庭圖像。一個月後，我再到醫院檢查，發現我子宮頸不尋常細胞不見了。我到現在還記得先生看著報告張大了口的樣子。

之後，我也成為了黃醫師的學生和好朋友。黃醫師不僅教我人生動力，他還教我怎樣做人，黃醫師是我生命中最重要的老師。

HuiChing Hia／新加坡

因為甲狀腺的問題（甲狀腺機能低下）困擾了八年，二〇一一年九月初在新加坡第一次接觸到人生動力，工作坊後累了兩個星期，之後去做了體檢，可能是還在服藥（Thyroxine）的關係，發現變成甲狀腺功能亢進了！

T4超標、TSH太低，連專科醫生都感到疑惑，問我是不是這六個月裡偷偷去生孩子，為什麼病情從低甲變成高甲！？我告訴他我上了人生動力工作坊，他的表情卻又讓我說不下去。不管他，反正只要憑著檢查報告，如果不用吃藥了，他怎麼看我都無所謂。

達觀而自在的活著　黃如是／台灣

會接觸黃鼎殷醫師是因孩子的過敏及自身健康的問題，在治療過程中有幸聽聞「個人動力」，當時只是抱著姑且一試的心情，然而在接受個人動力這半年多，隨著個人動力過程中情緒的釋放，身體也會有一些激烈的反應，例如：與原有症狀一樣，肩頸酸痛、頭痛、眼睛痛、畏寒⋯⋯。此時才真正體會到身心靈一體，隨著一次次的個人動力身體獲得大幅的改善，原有身體的諸多不適，只有在身心極度疲憊下才會出現，出現時的症狀也較原先輕微許多。

然而讓本人收獲最大的不只是這些，而是在「個人動力」過程中，個案必須誠實的面對內在自我、學會覺察，進而看見，漸漸的就能接納自己及身邊的一切，這對改善家庭中夫妻及親子關係有很大的助益。

回顧接受「個人動力」前的我，人生態度是「消極的活著」，而治療後的我已漸能「達觀而自在」的活著，這一切要感謝黃鼎般醫師，順帶一提，孩子的過敏問題經黃醫師治療後，早已痊癒了。

癌症的故事

賴靜瑩／台灣

人生動力，這是份上帝賜於我生命的厚禮，我謙卑且由衷感激地接受它的洗禮，體驗生命，無須再言喻，因為，它改變了一切。

二〇〇六年五月，第一次接觸了黃鼎般醫師，原因是我得了乳癌，它是個讓我願意面對自己的引線。那時候的我剛生完二女兒，但因坐月子期間得了乳腺炎，有一個硬塊在左胸外側一直無法消失，兩個月後此硬塊開始有增大的趨勢，當初認為是因斷奶導致乳汁堆積所致，但是心裡難免仍有個疙瘩，加上工作繁忙，等到看診時已經是三個月後的事了。

醫生觸診與超音波初步檢查的結果，與我的判斷相去不遠：應該是乳汁堆積所致，但醫生也建議我將此硬塊拿除。還清楚地記得躺在冰冷的手術台上發抖，某位年輕的醫師一邊聽著音樂，一邊進行著我胸部的手術，並且當場還告訴我：取出的組織看起來應該不太有問題，但是我們仍舊會進行切片檢查，你下週再來看報告即可。

隔週，我獨自一人去醫院看報告，完全沒有任何心理準備，心想，既然兩位醫生都說應該沒問題，這次看診只不過是再次確認罷了，但是眼皮卻不聽使喚地跳個不停。走進診療室，醫生看了我的切片報告，再次跟我確認我的名字，然後告訴我：報告的結果不好，細胞有快速分裂的癌化現象……。我根本來不及問「為什麼是我？」這種傻問題，我只是非常害怕自己就快要死了，當下決定隔天進行第二次手術，將更大部分的癌細胞割除。打電話通知家人、辦住院、打電話請假、交代工作業務，感覺上好像在交代遺言一般……。

手術之後是一連串的化療，頭髮掉光、身體不適，我都樂觀地接受了它，只要這些能夠讓我活下來，那時候才猛然驚覺，原來我是多麼地怕死。

找上黃醫師，是透過先生的一位摯友介紹，那時候我還得進行最後一次的化療，但也同時開始使用了花草精，我認真的使用，身體也開始有了起色，但是好轉反應讓我疲累不堪，身體的不適加上不穩定的情緒，讓我病情的進展停頓不前。

二個月之後，黃醫師嚴肅地告訴我，我正在走回頭路。這幾乎讓我崩潰，其實我心裡明白這疾病真正的起因源自於何處，對我而言那是個極大的傷痛，我沒有勇氣碰觸，但是我也清楚地知道，如果我不去面對，我的生命可能即將結束。於是，我下定決心，用了我自己的方式，與那個傷痛劃清界線，但同時我的生命也被切除了大半，我的生命頓時找不到延續的動力……。

黃醫師告訴我，來參加人生動力的課程吧，它對你會有幫助的。當時我根本不知道那是什麼樣的課程，我只知道我完全失去方向，我迷失在無盡的荒漠中不知所措。

第一次參加，那是在看診的第四個月後，也是我第一次接觸團體動力，它的力量讓我震驚萬分，在團體動力場上，內在真實的我無所遁形，我知道，該是認真面對自己的時候了，因為我的內心告訴我，這是唯一能夠讓我戰勝癌症的希望。

接下來開始接觸一連串的個人動力，它比團體動力更能夠解決我內在深層的問題，在過程中，我自設的各種防衛慢慢地被卸下，自己虛構的世界也逐漸地崩解，曾經在生命成長過程中那些被我壓抑、無法承受的痛，一一地被搬上檯面，而我必須勇敢地去面對它，我更驚訝地發現，其實我早在發病之前，就決定要結束自己的生命了。在個人動力中，我不斷地與內在交戰著，猶豫、痛苦、崩潰、逃避、掙扎、願意再度面對……，幾次都陷入了生命的谷底，黃醫師以花草精與團體動力一再地協助我度過這些生命的關卡。

終於，我走過生命的難關，我的心開始變得柔軟，我開始讓內心可以呼吸到新鮮的空氣，我開始感受到生命的美好，我開始體驗到生命竟是如此地仁慈與奧妙。我驚訝於自己的轉變，更覺得這些經歷是如此地不可思議，也明白過去我一直逃避著痛苦，讓自己變得麻木，卻也讓自己失去了生命中的一切。

是「人生動力」幫助我面對並且解除痛苦，我的生命彷彿獲得重生，那是一種與以前完全不一樣的生命，我開始用「心」來看這個獨一無二的世界。

發病二年之後，回醫院進行例行性的複診，檢查結果一切正常，醫生突然想起當初裝設在我身上用來進行化療的人工血管，我有一年半的時間沒有回沖了，醫生原本直接判定我身上的人工血管早已堵塞，要我找個時間進行手術取出，但後來仍舊還是要我再試試我身上人工血管的可用性。還記得當護士將針頭插進人工血管的那一剎那，鮮血直湧而出，那位護士驚訝地說：這怎麼可能！？最好的情況大約都在三個月就會被堵塞了，你的血液居然到現在還如此順暢……。

我知道，我已經走出了癌症死亡的陰霾，而最大的原因是在於我解除了情緒上的大地雷，它不再有被引爆的危機，是「人生動力」讓我解除了潛藏於內在情緒的真正癌細胞。

創造內外富足的命運

如果想要健康的人生，就必須每天花時間鍛練身體、注意飲食、注意情緒。如果想要富足的人生，也必須要投資時間，改變自己的習慣，持續不斷的操練。所以內外富足工作坊教導的實踐和練習方法，也需要透過每天定期的操練，以提高個人的富足能量，就像許多真正富有的人一樣，不只是坐擁金錢，同時也要粹練內在的精神力與外在的能力。

一般人為了生存而恐懼貧窮，但是越恐懼就越貧窮，就像越恐懼失去愛，就越容易會失去愛。恐懼其實也就是意志力、毅力和克服問題的堅持力，例如我們要克服一件事就需要靠毅力和意志力，如果無法貫徹，就會形成內在的恐懼；但是如果能勇敢地面對事件，意志力、毅力、堅持力和持續力就會湧現，也就是說恐懼是有益於生存的，但假使無法面對恐懼，恐懼就只是恐懼，而無法轉化成為積極的動力，於是只能在貧窮、疾病、憂鬱等的低能量狀態間徘徊。

要創造內外富足的人生，必須具有以下的各項特質：獨立思考、行動無畏、金錢管理、堅持到底、慷慨分享、建立品牌、成功行銷、無私奉獻。

獨立思考

所有金錢遊戲中，最笨的就是別人做什麼，你就跟著做什麼。其實你要做的應該是去思考別人的作法所依據為何，而不是一味地盲從，這是獨立思考的第一的要點。第二要點，獨立思考更重要的意義是要解除設定、打破舊有的觀念，因為解除設定以後，思考就不會被限制，也不會陷於恐懼和悲傷等的情緒，才能真正的獨立思考。第三要點，為別人的思考就是獨立的思考，為自己的思考就是不獨立的思考，因為為自己的思考通常是來自內在的恐懼；為別人的思考，通常是為了感動或分享，這就是關鍵的不同之處。有設定之下的行動就是為自己，就是人我分隔；有感動之下的行動就是為眾人，就是人我一體。

行動無畏

無論如何都能有充沛的行動力，並且行動之後絕對堅持到底。有個中國古代的故事就是最佳的例子：有兩個和尚，一個很有錢，每天過著舒服的日子，另一個很窮，每天除了念經之外，還得到外面去化緣，日子過得非常辛苦。有一天這位窮和尚問富和尚要不要跟他一起去西天取經。富和尚就問窮和尚說：「西天的路途那麼遙遠，你要怎麼去呢？」窮和尚說：「我什麼都沒有，但只要有一個缽、一個水瓶和兩條腿就夠了。」富和尚聽到之後，哈哈大笑地說：「這幾年，一直想買一輛馬車、四匹駿馬到西天取經，卻都未能成行，你又如何能到達西天呢？要去，你就自己去吧！」三年後，窮和尚從西天順利取經回來，還帶了一本佛經送給富和尚。富和尚知道了以後，既慚愧又感動！

沒有人永遠沒有恐懼，但一定總是可以行動，不需要事事完美、萬事俱全，行動最重要的是有意願去行動。而且即使行動中有人阻礙、潑冷水、扯後腿，都不要害怕，只要從感動出發、出於感動就堅持到底。人生本來就是一場華麗的冒險，行動吧！

金錢管理的關鍵就是數字管理，第一個方法就是記帳，每一分錢都要記帳。第二個方法是要擁有四個以上的帳戶，四個帳戶分別是：佈施、儲蓄、投資和日常花費，一有收入就馬上按照一定比例存入四個帳戶之中，至少百分之十。金錢的管理要養成習慣、堅持到底，習慣一旦養成，金錢就會越來越富足，即使目前沒有太多的金錢，也要堅持按照比例分配金錢到四個帳戶中，並且貫徹執行。投資的部分若要成功，就必須要在感動中多佈施，這是不變的宇宙定律，就業力管理法則來說，你想要擁有什麼，就必須要先付出什麼。例如說：想要有錢，就先要幫助沒有錢的人；想要有好的姻緣，就先幫助孤獨的人……以此類推。如果收入多的話，可以加上第五個帳戶，享樂，因為想要享樂，才會有賺錢的動力。

堅持到底

要達到內外富足最主要是精神力的操練，在困境中必須堅持到底，如果無法堅持到底、克服困難的話，那麼在其他事情上也會遭受同樣挫敗。如果能多解除設定，那麼要堅持到底就不是難事，甚至能找到克服困難的辦法。

因為如果設定太多，所遇到的困境也會一直無法改變，即使千挑萬選都還是會挑到同樣的處境，縱使原來是不同的處境，最後也會因為你的設定而改變成為同樣的困境。只是抱怨而不願改變，無論是工作、感情、金錢……，過不了這一關也同樣過不了下一關。

慷慨分享

無論擁有物質或感動，無論在何處遇到誰，任何時間你都可以與他人分享。一個富有的人要學習的是水的品德，也就是「上善若水」，也就是不斷利益他人的行為。水就是「利」，商人的特質就是不斷的給予水，無論到何處都在建立利益的互通有無，與人建立良好的關係，才會因此富有。因此只要有好的東西就要分享，並變成習慣。與人分享沒有局限，並持續地慷慨分享，建立關係之後，會發現自己的熱情和才能與人共鳴之處，於是可以建立自己的核心競爭力，核心競爭力就會帶來金錢的能量。打開心胸，接受所有一切人事物，就會提昇內外富足的能量。

建立品牌

建立品牌是指建立自己的核心競爭力與傳達給人的訊息，因此塑造自己的品牌。每個人都有屬於自己的核心競爭力，核心競爭力就是由熱情和才能所組成的，熱情的定義就是百做不厭，而且遇到困難時能轉換為挑戰且帶著興奮的心情去迎接挑戰；才能指的是做某件事總是事半功倍，這就是才能所在。自己的熱情和才能能引起共鳴就能建立自己的核心價值。如果品牌還能帶來實際的效用並且被擴散，那麼就進入到下一步的成功行銷。

成功行銷

行銷的第一個重點是分享，也就是具備慷慨分享的習慣，而且分享沒有界線，並分享讓人感興趣的話題。另一個重點是在創造衝動之前的夢，並且要把它詳細描繪出來，除了描繪以外，還要讓對方體驗來吸引對方。要塑造吸引人的夢，就必須自己先有夢想，找出自己的熱情和才能，充分發揮並塑造出自己的人生夢想，因此當你與人分享你的夢想時，就是在分享你的感動，因為自己有了感動，就可以將感動感染給其他人。

無私奉獻

無私奉獻就是無論金錢、人力、時間都不計報酬的付出，無論是當義工、捐款、組織服務隊震災……，可以選擇與自己事業相關的慈善活動，例如：經營的是製衣廠，就可以提供免費的衣服給需要的人；如果能幫他人創業，自己的事業也會很穩定。這種方式會讓你體會到賺錢更有意義、更有價值，而會想賺更多的金錢。每個人內在都有個金庫，內在金錢能量高，必定是願意與人分享，這是很重要的關鍵。無私奉獻的意思就是真的很願意去幫助需要幫助的人，而能夠分享的不一定只是金錢而已。

成為真正富有的人

要成為真正富有的人，要走一條人生生涯內外在都富足的路。中國的經典——易經，就是周文王對於人生的詮釋；易經的六卦，就代表人生六個階段。易經分為上卦和下卦，下卦三爻是指人生的前階段，也就是是充實自己；上卦三爻是指人生的後階段，也就是服務社會。人生的六個階段由內而外，就是修身、齊家、治國、平天下。

下卦三爻，也就是指充實自己的三個階段。第一階段，解除設定。個人生涯的基礎就是要解除設定，才能進入感動、完成感動，先找到你的感動，就能找到你的熱情。第二階段，累積實踐的心得，也就是保持每一刻進入感動。第三階段，完成個人的願力。如果個人生涯沒有往企業或組織運作的話，個人生涯到了充實自己的最高峰，就是完成個人的願力，個人的熱情與才能凝聚成特有的獨特性，所散發出的光和熱就是對這個世界的貢獻。上卦三爻，談的是服務社會，也就是有關企業或組織的領導，就是齊家、治國、平天下。

因此，能走這條內外在富足的路，能實踐自我並服務社會，你就是世界的首富。

案例

要求完美 July／新加坡

我經營的是一家美容院，員工經常流動離職，我五十多歲了，事情都還是要自己做，要訓練他們，他們又覺得壓力很大要離開，我想要求服務品質，卻不知道要怎麼留住員工，覺得店經營的很辛苦。

團體動力場上，我看見自己和媽媽一樣要求完美，年紀大了就怕員工走掉，所以老覺得經營一家店很辛苦很辛苦。又覺得爸爸離開我們離開家回到中國，和爸爸沒那麼親近。其實我們幾個小孩都覺得自己被爸爸遺棄了，很氣爸爸，所以我也想和爸爸一樣丟掉一切離開。

在動力場中，我和爸爸互換位置，感覺爸爸真正的感覺，才感受到爸爸其實也不想遺棄我們，他是因為我們已經長大了可以照顧自己，所以去找一直掛念的父母，我知道我錯怪了爸爸，也深深地感覺到爸爸是愛我們的。

原來我和媽媽一樣不懂得管理員工，覺得反正他們都要走，因此感覺過的很辛苦，現在解除設定了，我的店也慢慢地穩定下來，經營也漸漸地上軌道了。上完工作坊後，我心裡覺得很踏實，事業也跟著越來越好。

創造自己的命運

人生所經歷的一切就像是一部電影，頭腦就是導演，導演找來演員、場景、道具等將「設定」這套劇本拍成一部名為「命運」的影片。透過人生動力解除頭腦的設定，即是將一部悲歡離合、恩怨情仇的悲劇，改編成為一部充滿愛與感動的幸福喜劇，並可為他人帶來生命的省思與轉化，進而共同成長、歡笑，體驗生命。

體驗生命本身

人生本就是來體驗生命本身的，而生命之道就是完整的體驗自己的生命，這是人生最重要的事。也許為人父、為人母、為人子、為人友、為人學生、為人老闆、為人員工……，重點都不在於自己的角色或稱謂，而是在體驗生命的每一個當下。在每個當下放下頭腦，用心無畏地面對恐懼，進入當下的感動，並完成感動，那麼每一刻皆會成為黃金般的片刻，每一刻就像一個個音符連續地譜成一部動人的交響樂章。

完成感動的悅樂

我從事自然醫學多年，有人告訴我說他覺得我很辛苦，我說：「不，我覺得我很幸福、很幸運，因為我一天當中至少有八個小時充滿熱情與感動。」在我完成工作之時，內在自然而然會有種快樂湧現，這就是「完成感動」之後的喜悅。當進入感動、與感動融合時所產生的快樂，就是所謂的「法喜」。

因為將感動中無形的價值透過身體與工作實踐出來，將之顯化於人間，就創造了具有你獨特能量的振動與精神。就像今人可以透過詩詞、繪畫、藝術與古人神交，因為今人得以進入了古人的內在精神世界。中庸裡的「君子無入而不自得」，就是指君子無論身處任何境地，都能進入感動而完成感動，因此無時無刻都能享受完成感動之時的悅樂。

快樂的三種層次

一般人常說的快樂，依據所持續的時間來做分類，可分為三種層次。

第一種層次是慾望的滿足。這種快樂的特性是容易麻木，而且持續的時間很短暫，因為這只是一種快感，例如：購物、吃美食、開快車、飲酒作樂……等，快感通常很快就會消退，因此經常要不斷地重複才能保持，但是相對地也會有很多副作用，例如上癮、花太多錢，疲累感……等。

第二種層次是自我的實現，也就是結合熱情和才能所造就的成就感。當你打開心、讓心流動時，感受這個世界，你會發掘自己的傾向以及特別的興趣，例如音樂、繪畫、寫作、數學……，無論它是否為你的工作，不論別人怎麼看你，堅持的完成自己的熱情與才能，你都會感到快樂，而且維持的比快感更久，因為它是一種滿足、圓滿的感覺。

第三種層次是無私的奉獻。人生是來體驗生命本身的，而生命的主軸是活出自我的感動、熱情和熱愛，除了活出自己、實踐自己，更重要的是願意與他人無私的分享，為他人無私的奉獻，而無私的奉獻可以帶來內心十分巨大的快樂和滿足感。

創造自己的命運

能夠解除設定、改變命運，順著感動之流，完成當下感動之事，發掘生命真正的熱情，並且無私的分享給世界，這才是真正的自由人；一個完全自由的人，才擁有真正的快樂，才能真正的熱愛生命，於是擁有創造自己命運的無窮力量。

這股內在圓滿、悅樂的創造力會像磁場一樣感染給週遭的人，這就是感動的擴大。當這股感動之流慢慢地擴大、影響到更廣的範圍，自然地影響更大的群眾集體意識，因此一同得到轉化，就像石頭丟進湖中，湖面所產生的漣漪一樣，這漣漪其實就是儒家經典「大學」所闡明的：「格物、致知、誠意、正心、修身、齊家、治國、平天下」。

人生動力這套方法所要改變的不僅只是你個人的命運，而是希望藉由每一位學員的改變、成長與轉化，得天下之太平而後已。

案例

一場生命的洗禮

黃定如／台灣

剛接受人生動力時，是我身心極度疲憊的情況下，那時抱著姑且一試的心情。我記得剛開始時，大量的情緒宣洩伴隨著身體的不適（之前身體就有的疼痛），之後在黃醫師的帶領下，我可以帶著覺知、誠實的往自己內在看，在那當下，可以看到造成自己痛苦不幸事件本身後面隱藏的真義，進而讓自己有所體悟。這個過程可以說是一種自我修煉的過程，經由重新體驗過往事件，而明白宇宙的法則及生命的意義。在治療的過程中，有時會體驗到萬物一體，心中會有一種喜悅、慈悲升起，內心滿滿的感動，經過了這些內在的體驗之後，自己真的轉化了，不再認為生命是種負擔及無盡的責任。在生活中對周遭人事物會有所感動、對生命的態度則會珍惜與感恩，學會欣賞生命，會駐足停些下來感受所有生命的美好。

感謝黃醫師帶領我經歷一場生命的洗禮，一場深沉的內在轉化歷程，讓我能用嶄新的眼光來欣賞生命與世界，在此希望更多人能接觸到人生動力進而轉化自己的生命，脫離痛苦不幸的人生。

人生動力讓我開始改變了命運！

顏憶帆／台灣

二〇〇八年，我在完全沒有準備的狀況下，通過多益測驗、考上家庭教育與諮商研究所、甚至是社會工作師。而這一切除了有不可置信的感覺外，更讓我內心充滿了感恩！回首去年或前幾年，我自認活在工作不順、婚姻觸礁的痛苦當中，怎會有如此大的劇變呢？我想不可否認地當然是「人生動力」，讓我開始改變了命運！

回顧人生，在每每遇到痛苦時，不是求神問卜，不然就是祈求禱告，甚至戴水晶、天珠，絞盡腦汁、無所不用其極地想要透過各種管道，讓自己掙脫痛苦的枷鎖，但是，日子還是如此，互動模式還是如此！一切仍然沒有改變，甚至曾有通靈的師姊，告訴我這就是我的命，因為個性使然，所以註定終究不順，乍聽不便辯駁，但是心裡更是充滿了憤恨不平、不服、不甘及更多的不願，為什麼我活該得受如此命定的苦？而一般諮商方法與技巧對我而言，只是讓我瞧見自己總是在反覆的洞跌倒，而始終無法幫助我開始學會不跌倒，而我就在這樣來來回回的反覆中度日，累積更多的憤怒、悲傷及問天不應的苦。

直至因緣際會在二〇〇七年的十月，我開始接觸了人生動力，到現在我還無法忘記第一次的個人動力，我的哭聲只能用「驚天地、泣鬼神」來形容，我從不知自己內心有這麼多悲憤！更無法相信怎麼會有一種方法，竟可以把自己一層層殼扒下！而這其中也別無他法，只要願意、真誠地想去面對，真的可以在這過程中，逃也逃不掉地面對自己。

經過十餘次個人動力，以及多場團體動力，上過工作坊，從一直想法子、找技巧要趨樂避苦，到現在享受體驗生活，及陸續收到感恩、驚喜的禮物。我知道自己能量提昇很多，我知道我不再像過去的應對模式與人相處，我知道我命運的路開始在轉向了！而更重要的是：我周遭的人事物都沒有改變，改變的是我自己的心！

千言萬語，只能化作一聲聲的感謝，而我也誓願讓自己聽從內心的召喚，讓自己更好，然後做出更多的奉獻與付出，因為得自於他人，當然也應回饋於他人，這樣才能將「愛」的能量繼續傳承下去！

不一樣的護理醫學之路 張嘉嘉／台灣人生動力師

在念書的那幾年及工作初期，總覺得身體不適，再加上自己情感上的問題，種種的原因讓我身體一直頻頻出狀況。而我學自然醫學的過程中，黃醫師總是要每個人自己體驗，因此我開始進行我的大排毒，包括了身體、情緒、靈性的大排毒，或是這些因素產生的壓力、親子關係、人際關係等等的問題。這些經驗與體驗幫助我許多，特別是在輔導病人的健康管理工作中，因為我親身經歷與體驗，所以我更能理解病人的問題與他們無法改變的障礙。

我經歷許多身體排毒的不適，例如：感冒永遠不會好，總是咳嗽、流鼻涕、發燒、發疹子、頭暈、胃痛……等等。整個身體似乎在汰換、在重生。接著情緒的排毒，暴躁的性格、大小姐脾氣一一出來了，這些日子對我而言也是真實、是瘋狂、是美好的，因為我學會放下、學會面對自己、學會認錯、學會善待自己與家人朋友……，讓我的人生徹底改變，也讓我在這條路上走的越來越穩。

以前黃醫師總是對情緒有問題的病人說，嘉嘉都會好了，你們沒問題的。不曉得這是在鼓勵病人或是損我，但這也沒錯。一路走來我才知道我欠了很多人、我才知道我有多幸福、我才知道我身體的問題都是因為我的心靈有問題。

從給黃醫師做團體與個人動力到後來自己學習，幫自己解除設定，到現在當個動力師，我只能說，面對人生的十三課題，讓我徹底改變了，讓我從逃避自己到面對自己。

我深刻的體會到，解除設定是讓自己與家人朋友幸福快樂的方法。因為我開始可以面對自己內在深處，接受每一刻的發生，開始在生活上練習，每一刻學著進入感動完成感動，沒有期待，學習接受每一刻的發生。

若沒有人生動力，我想我走不過被最要好的朋友傷害，我也無法幫助自己的哥哥走出人生的低潮，也無法協助病人或是與我一樣受苦的朋友。我有個心願，就是把這樣幸福的能量不斷的傳播下去。

人生際遇很特別也很平常，因為發現到頭這一切都是我自己內在所計算、所擔心、所好惡的，經歷痛苦、經歷快樂，我想這就是人生的動力。

卷八

人生動力——自我療癒的八個簡易法

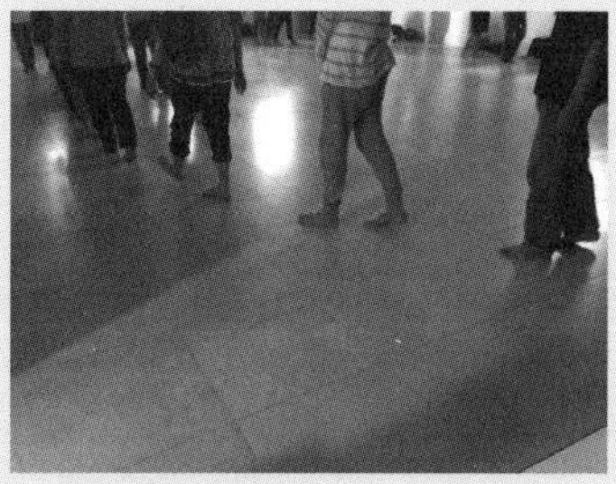

力量呼吸
能量舞蹈（能舞）
亂語
說念
靜坐
五行法
食療
能量走路

對絕大多數的人來說，只要實踐本篇的八項自癒行動，就能逐漸釋放過去累積在體內的「情緒毒」，使身心都能獲得健康和平衡；然而有些情緒，不僅很難自己處理、克服，甚至是我們自己無法發現的，例如太強烈的驚恐、來自胎中的設定等，這時候，我們就必須借助專業的協助，才能找出使我們生命失衡的根本原因，進而正確得面對它、處理它。

也因此，我特別研發了「人生動力療法」，它是我結合東方古老禪哲智慧與西方的海寧格家族系統治療，以及在歐洲與台灣多年的臨床經驗，所獨創出來的生命成長療法。這個療法，可帶領你發掘出任何疾病、痛苦、不幸的源頭，包括沿自胎中、童年、父母、家族中的設定，然後運用深層放鬆且保持自由意識的引導方式，如法句、能量圈、團體排列等，將所有的痛苦、不幸、疾病，從容地解開、釋放、解除，使你重新回到生活的感動中，並領悟自身的生命功課，進而重新建立家庭、人際關係等的愛的秩序。

長期累積壓抑情緒，是許多疾病形成的原因，然而，情緒本身其實並不是壞東西；我常說：「情緒其實是一項生命的禮物，能帶給我們人生的動力。」因為唯有經歷這些情緒，並且從這些情緒走出來，我們也就能從中獲得豐富生命的寶貴經驗，使生命隨之成長與改變；例如曾與花心的人交往、承受被劈腿與分手的憤怒與悲傷，但只要能正確處理好這樣的情緒，等你再遇到一個懂得專心愛著你的人時，也就能更懂得珍惜。所以說，情緒可以是傷害身體的毒素，但也可以是使生命成長的養分，關鍵是：你怎麼處理！

①力量呼吸

呼吸是維持人類生命的重要機能。人只要不呼吸，幾分鐘內就會昏迷，甚至導致死亡。每個人從出生就能自然而然的呼吸無須刻意，正因如此，呼吸的力量長久以來被大多數人所忽略；其實只要有技巧的運用呼吸方式，讓積壓的情緒透過大口吐氣的方式排放，這個動作還可活化我們的肺機能，使身體末梢循環更通暢！

進行時間：全程進行10分鐘。

Step1 席地而坐，膝蓋彎曲，以雙手環抱大腿，讓胸部貼在大腿上。

Step2 將下巴輕放在大腿上，然後快速的用鼻子吸氣、嘴巴吐氣，並持續反覆吸氣、吐氣的動作。

【Dr．小叮嚀】

這個練習對自律神經失調的人來說，很容易發麻，所以如果你做到全身發麻，可以先躺平等麻感消失，然後再起來繼續練習。

②能量舞蹈（能舞）

大多時候，我們忙著事業、親情、愛情，忙著讓自己的注意力轉移到其他更在意的事情上，因而忽略了自己。長時間下來，對身體的關注與敏感度因此降低。想要恢復身體的敏感度，能量舞蹈是效果很好的方法之一。它是一種簡單的氣功，可讓人快速感覺身體「氣」的流動；它也是全身性均衡的運動，能運動到身體的每個關節、每寸肌肉，包括脊椎。而透過能量舞蹈，還能有效促進身體的微循環、讓身體發汗，將體內的重金屬物質透過汗水排出；同時鍛鍊注意力在身體的每一個部位，對提升身體的敏感度有很大的幫助。

進行時間：全程進行20分鐘，一天一次。

Step1 雙腳張開與肩膀同寬，雙手放在髖關節上。

Step2 接著以腰為中心點，慢慢地繞旋：繞旋時只要轉動腰關節，下半身的髖、膝、踝就會全部跟著轉動起來。

Step3 當下半身的關節動起來後，開始將手加進來：首先繞旋雙手的腕關節，接著繞旋肘關節、肩關節，將它們全部轉動起來。

Step 4 接著頸關節也跟著加入轉動：此時容易頭暈的人，可以將雙眼微微閉起，並且放慢速度，但如果仍會頭暈，可直接跳過這個步驟。

Step 5 當頸部也轉動起來後，把注意力放在胸部，接著轉動胸骨。胸骨位於兩乳之間、有一塊骨頭的地方（在繞旋頸關節時，會感覺這個部位也跟著轉動）；很多人第一次做的時候不容易轉動，如果真的不行，就直接跳過，不要勉強。

【Dr．小叮嚀】

繞旋每一個關節時，需掌握：周圓要大、要圓，動作要慢的三「要」原則。當全身關節都可以轉動後，要將注意力放在這九個關節[1]上，如果有任何一個關節忘記轉動，就要回到最初的腰關節，重新來過。

練習結束後，最好躺下、坐著或站著，靜靜感受九大關節傳達的感覺。

能量舞蹈線上教學網址：https://www.youtube.com/watch?v=8HjbSqcck0g

1 身體的九大關節包含：腕關節、肘關節、肩關節、頸關節、胸關節、腰椎關節、髖關節、膝關節、踝關節

③亂語

亂語的「語」其實並不是語言，而是無意義發出聲音的運動，能讓你暫時脫離語言的思考層次，將內在被壓抑的情緒以聲音抒發出來，是一種高度宣洩情緒的技巧。有些人因為心理的念頭太多、太常壓抑，或習慣什麼情緒都往心裡放，久而久之變得不習慣表達，常常有口難言、胸口悶、容易生氣，或心情低落卻找不出原因，這種時候只要透過亂語的方式，就能幫助你打開心門，將壓在心中的情緒亂石清理出來，心情就會變得舒暢。

進行時間：全程進行10分鐘。

【基本版】

Step1 找一個地方舒服地坐下來，然後閉上雙眼。

Step2 開始唸出一些無意義的聲音，持續地唸、不要有空檔。

【進階版】

Step1 立正站好，以「基本版」的方式進行亂語，同時把雙手高高舉起，接著用力向下甩。

Step2 手往下甩的同時，腰和膝蓋要跟著彎曲，過程中嘴巴的亂語必須持續，不可有空檔。

Step3 持續亂語，並重複1與2的動作。

【Dr.小叮嚀】

亂語的重點在於「無意義的聲音」，例如會說國語的不要說國語，會說台語的不要說台語，只要你會的語言就不能說，也不能持咒。

進行亂語時，發出的聲音不可停止，否則會導致情緒的宣洩就會中斷或無法更深入。

進行亂語時，音量要大到自己能夠清楚聽見，如果聽不見，就表示音量太小囉！

亂語線上教學網址：https://www.youtube.com/watch?v=JySq4da-Ovs

④說念

因過於理性、害怕犯錯，使我們變得無法面對自己的真心，而沒有說出口的話，就會留在腦袋裡不停的轉，成為情緒和壓力的來源，特別是有脾胃問題的人，這種狀況往往更加明顯。因此藉由說念「不要想、不要停」的技巧，把腦袋裡沒有說出來的話或想法隨意的講出來，像倒垃圾一樣，把腦袋裡的垃圾清除同時壓力與情緒也就跟著宣洩出去了。

進行時間：全程進行10分鐘。

【基本版】

Step1 找一個地方舒服地坐下來，然後閉上雙眼。

Step2 開始說出腦袋中的想法或感覺，想到什麼就說什麼，重複也沒關係，只要不停地說就好。

【進階版】

Step1 找一個地方舒服地坐下來，閉上雙眼，把想要說話的對象觀想出來。

Step2 把想說的話對他說出來，想到什麼就說什麼，一樣只要不停地說就好。

【Dr．小叮嚀】

說念就像把心裡的垃圾倒出來，所以想到什麼就說什麼，如果沒有新的想法，重複講相同的想法也可以。

說的時候，句子不可以中斷，不然情緒的宣洩就會中斷或無法更深入。

說話的聲音要夠大，大到聽不見其他聲音，才不會受到干擾。

說念線上教學網址：https://www.youtube.com/watch?v=mgLcenkGzAY

⑤靜坐

靜坐的好處很多，能幫助你集中注意力、放鬆心情、緩和情緒，讓心思回復平靜，尤其在身體僵硬無法放鬆、坐立難安、思緒紛飛時，靜坐的效果最好。不過，我建議的靜坐法，並非指一般的禪坐，而是「只要靜靜的坐著」就好，這種方式雖然簡單，但不要小看它，它可是能幫你進入禪坐的基本功夫喔。

進行時間：全程進行10分鐘。

Step1 坐著，將脊椎挺直，什麼都不要想。

Step2 把注意力集中在身體的九大關節，去感受身體的感覺。有任何感覺：無論是快樂的，或是痛苦的，都以平常心看待，既不逃避，也不陷入。

【Dr．小叮嚀】

靜坐時不一定要盤腿而坐，也可以坐在椅子上，重點是脊椎一定要挺直。如果因身體問題、脊椎無法挺直，可以拿墊子或毛巾把臀部墊高。

靜坐的時候如果思緒紛飛，無法將注意力放在身體的九大關節時，可以搭配說念技巧進行。

⑥「五行法」

常常運用力量呼吸、能量舞蹈、亂語、說念、靜坐等方法，可以有效地將卡在內心深處的負面情緒慢慢清理出去，但光清理是不夠的；不妨思考一下，這些累積在體內作怪的情緒垃圾，是怎麼變成垃圾山的，是因為這些垃圾沒有被妥善清理掉，我們又不斷增加新垃圾的緣故吧，所以我們在清除體內情緒垃圾的同時，還必須找出造成垃圾的根源，這樣才有辦法減少垃圾的產生。

你可能會說：「這太難了！我們沒有辦法控制每天會發生的事，討厭的人事物就是這麼多！」確實，世界並不全然是美好的，我們的生活也不總是一帆風順，想要時時刻刻心平氣和，當然不可能。但想減少情緒垃圾的累積，與我們周遭的人事物並沒有絕對的關係，因為情緒不過是我們對外界事物所產生的內心反應，而關鍵取決於我們的心；如生活在西藏、尼泊爾等物資缺乏地區的人，不一定比較不快樂，而生活在紐約、巴黎等物資豐富地區的人，也未必比較快樂。

因此情緒垃圾的產量與我們的「心」有關，這個「心」是指心性、個性：也就是一個人的稟性、氣質和思想；因為每個人的心性不同，所以同一件事，每個人的感覺、看法也會不同，可能你很喜歡的，他卻剛好很討厭，而他覺得無所謂的，你卻很在意。不過，也有以前會讓你覺得很生氣的事，現在遇到了卻覺得沒什麼（或剛好相反）……這種狀況是後天的學習與經驗，改變了人的心性的原故。

所以，要避免情緒打結，最根本的方式就是從調整心性著手。雖然每個人的個性都有盲點，而自己的問題自己往往看不到，但只要仔細觀察身體的症狀，其實是可以找出心結所在；相對地，只要掌握自己的個性特質，就不難找出情緒容易糾結的原因，再由心轉念、讓情緒沒有機會出現。

然而，我們要如何才能做到呢？最簡單又最有效果的辦法，就是以中國五行為基礎的問性治病法（又稱為五行講病法）；這個方法，就是將人的稟性、氣質分成木、火、土、金、水五種基本型，每種類型又各有陰陽之分，其中有利於社會適應的為陽（正面），反之為陰（負面）。稟性呈現陰面的人，由於社會適應不良、人際關係不好，所以情緒就容易糾結，使對應的經絡臟腑阻塞、失調而導致疾病，因此必須撥陰反陽、由心轉念，將個人性格中不利於社會適應的陰面，翻轉為有利於群體生活的陽面，否則光只是宣洩原本糾結的情緒，其實仍是緩不濟急的。

Step1 **找症狀↓**運用下表，從出現症狀或疾病的身體部位。

Step2 **找五行↓**依問題部位推判所屬的五行。

Step2 **把找解法↓**調整心性、撥陰反陽的精神重點。

七情、五臟、五行關係圖

七情對應五臟，而五臟又對應五行，彼此相生、相剋

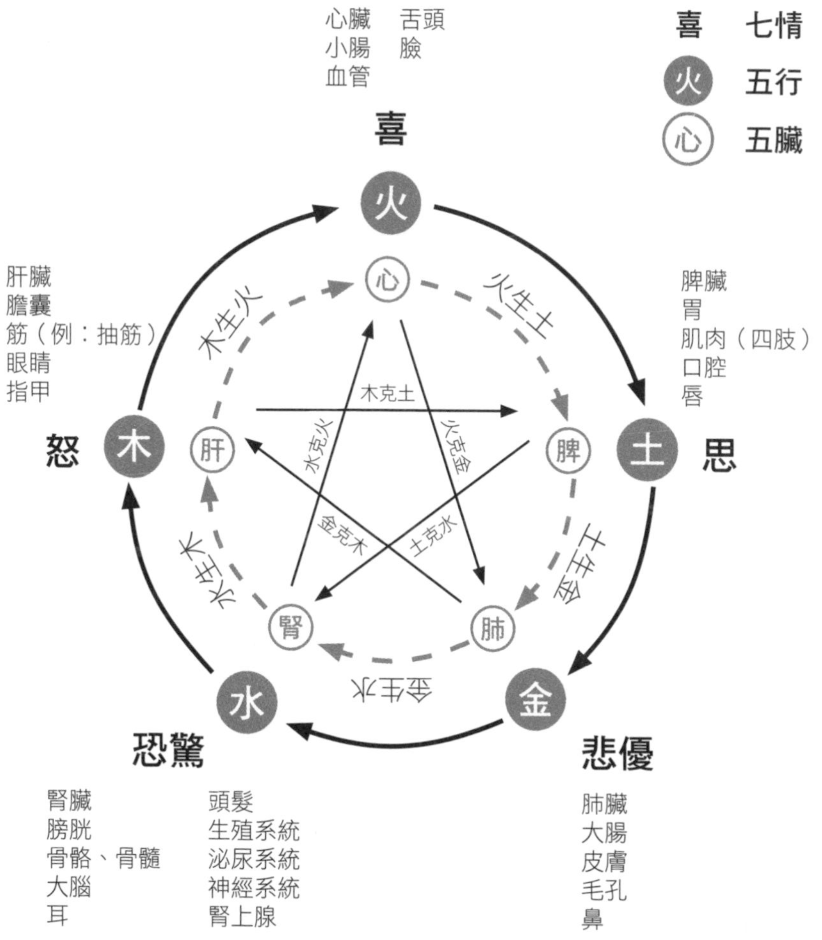

⑦食療

飲食對健康至關重要，吃錯食物、身體無法獲得需要的營養，自然就會生病。然而，所謂的吃錯食物，並不僅僅是指食材的品質而已，因為每個人的身體狀況不同，需要的東西也不一樣，所以就算食材的品質很好，但你一直拼命吃自己身體不需要甚至不適合的食物，而身體真正需要的卻始終還是沒有獲得，這樣的飲食對健康非但沒有幫助，甚至還可能有害！

身為醫師，我很清楚要健康，營養絕對是首要關鍵！然而在臨床上，我卻發現國外許多著名的食療法，一旦應用在華人身上，效果便不如預期，甚至還可能「倒退嚕」。抱持著這樣的疑問，因此我從十多年前開始，不斷地嘗試與修正各種食療法，並在融合各家所長與我多年的行醫經驗後，歸納出一套新的能量飲食療法，這個食療法最大的特點，就是教大家「找出體質、吃對食材」，只要根據自己體質，吃對身體需要的食物，自然就能提高身體的自癒力，99％的症狀自己會好，比依賴藥物更有效。

⑧能量走路

能量走路的當下可以讓我們察覺身體及心理的感受，開啟明白心念的基礎。即使在嘈雜忙亂的環境中，隨時都可以練習能量走路，幫助自己在日常生活中保持念念明瞭。

走的時候每一個動作都要非常地慢，很清楚的感覺每一個動作的進行，**一步一步，全靠知覺，感受腳離開地面，提起來，緩緩向前推進，慢慢地放下接觸地面，每個動作都非常清楚，心就會寧靜下來、安定下來。**能量走路，就是對心念做覺察明白的動作，在生活中覺察我們的念頭，知覺腳的移動，走路的步伐，知覺這個行，清清楚楚的知道自己在走，慢慢緩緩的走，越走腦筋越清明，雜念越少，心念合一。

進行時間：全程10分鐘或更久。

【建議】

Step1 脫鞋襪，接地氣。

Step2 跨步時腳跟先著地。

Step3 同方向繞行。

案例

Frances／香港

我在台灣台中，三姐幫我做多個個人動力，找到不想活下去的源頭，來自對母親的不敬自懲……，這次終於知道患癌症的源頭，解開了總結，旁枝則易辨……謝謝這段時間三姐的相伴和同道的支持，很開心和妳們共修。

Rain Tai／香港

排列後，我的心靈好像動了一次大手術一樣，彷彿被清理了一些東西，但傷口還有點痛……那天晚上，我這兩年來第一次和先生面對面談了一個多小時的心裡話，兩人相擁而泣……愛一直存在，只是被遺忘了。

接觸人生動力之前我和先生的關係一直處在很緊張的階段。我們在一起工作，他讀建築出身，我讀工商管理，公司設立了五年，他犧牲了自己的專業全力協助我，我們做事方式不同，常常意見不和，摩擦過程很痛苦。在家裡，我們又和家公家婆一起生活，還有小叔幾乎每天在我家寄餐，自身的關係緊張，加上各種外來的刺激，我們幾乎三天一小吵，幾天一大吵，處於水深火熱中。我經常因為情緒低落不想回家，冷靜過後，似乎可以如常生活，但情緒無法得到排解，最後幾乎爆炸。離婚的念頭一直沒有離開過我，可為了六歲的女兒，我時常告誡自己凡事要忍耐。

人生動力啟動班時，我了解了十三課題，開始明白原來我們各自來到這世上都有自己的人生功課，還有原生家庭對自己和對方的影響，每一次的情緒都要有地方排解，不處理的就形成創傷。從小到大，我都在討好身邊的人，沒有照顧過自己的情緒，那累積的一大堆「垃圾」被我堆放在角落裡，而這角落總有塞到滿滿的一天，我最後無法承受。在啟動班練習「說念」、「亂語」的時候，我好像找到一個空間完全面對自己的內在，情緒逐漸釋放，練習時我淚流滿面，堵塞許久的淚腺彷彿被打通了……還有能舞，剛開始好像怎麼擺動都怪怪的，跳著跳著，我開始可以很隨意地轉動身體，原來跳舞的感覺是這麼的美好。有多久，我沒有好好去關注過這個為我勞累許久的軀殼，也從來沒有感謝過我的身體為我所做的一切，一種莫名的感動淹沒了我。

第一次參加排列的印象非常深刻。我排的是我和先生的關係，一上場麗觀老師讓我找代表當我的爸爸媽媽，還有內在小孩。我很不明白，我一直覺得我原生家庭很幸福，排行中間，一個哥哥，一個弟弟，因為獨女的關係，可謂萬千寵愛。所以我和爸爸媽媽的關係都很好，在我自己眼裡，感覺是絕對沒有問題的。記得我當時很肯定又固執地告訴麗觀老師，「完全沒有問題」，老師完全不急著去揭穿，她引領我回到媽媽的胎中，我才驚然發現，**原來我有「胎中設定」，媽媽在懷我的時候，情緒不穩定，但為了生活要隱忍，討好身邊的人。我現在的情況何當不是如此？當我告訴「媽媽」，我把我的感覺還給你時，我情緒一下子得到釋放，哭成淚人。**我告訴老師我小時候的記憶從6歲開始，因為那時候一直生病，印象最深刻的是媽媽背我去看醫生，媽媽陪我在醫院，還有買菠蘿罐頭給我吃（所以到現在我都很喜歡吃菠蘿），媽媽帶我去拜神……經過老師在能量場上的引領，我才知道因為排行老二，又在重男輕女的社會裡，我用生病來取得媽媽的關注。麗觀老師

（三姐）讓我再一次經歷從媽媽肚子出生的情景，還有躺在媽媽懷裡享受著當一個小公主，我內心缺乏的那部份記憶得到了圓滿。爸爸在家裡很少說話，因為媽媽很強，大小事務都是媽媽在張羅，所以感覺爸爸在家沒什麼地位，但爸爸最疼我，所以在爸爸面前我比較任性妄為，**我發現了自己的「不敢自懲」，對爸爸沒有百分之百的敬意，所以找了個和爸爸一樣的老公來懲罰自己**。這也解釋了為什麼媽媽一直覺得我先生和爸爸性格實在太像。經過對父母的敬拜，重新和父母取得連結，場上的老公也順眼多了。回到「老公」身邊時，他對我的感覺竟然是生畏的，而且覺得我老是在講道理。當場上的老公不斷地對我說：「老婆，家裡不是講理的地方，是講愛的地方。」我瞬間崩潰了。是啊，道理太多，愛被遺忘了。

和麗觀老師的緣份似乎很深，剛認識的第一天我就很想親近她，她幽默風趣，**每一句話令人捧腹大笑之餘，回去慢慢咀嚼才驚覺話中有話，再回味就會悟出很多人生道理**。我抓住所有可以和老師一起的機會，早餐、午餐、晚餐，我都緊隨著，我因此收到的禮物比別人多很多。我是一個常常苛責自己的人，每認清自己哪些地方做得不夠好，會自我不斷地反省，老師說：

「Rain，你的肩膀只能扛三十斤重的東西，你如何扛六十斤」，當下好崩潰，有種被呵護被疼惜的感覺，別人通常都是明知你能扛三十斤，叫你嘗試去扛四十斤，沒有人會叫我放下，好好愛自己，老師讓我放過自己。**她是那種一眼能看穿你的人，但不急著為你解剖，她會慢慢地分析，讓你從多角度去思考人生課題，然後在不知不覺間，才發現自己已經被她「解剖」了。**每次和老師微信時，她第一句話就會問：「最近幸福嗎？」一句讓人聽了就想哭的話，如她說的：「我是個看顧你幸福的人」，是老師讓我知道什麼是「幸福」，認識老師，認識人生動力，真正體會到愛一直在身邊，幸福伸手可及。真誠愛自己，生命是答案！

Vivian tan／馬來西亞

一直想處理腰痛的問題，這已經不是我個人的問題，包括姐姐長期腰痛，妹妹曾經在英國留學，打工時跌倒留下的舊患也是在腰部，弟弟也因為跌倒傷及腰部，現在不時疼痛，爸爸媽媽都有腳疾，在人生動力密集班的排列場上，代表們把幾世的原因點，一幕一幕帶到能量場域，祖先們為了龐大家族能夠生存下去而捕抓獵物飽肚，為了開墾荒地侵佔動物領域而被攻擊並設計機關進行報復，大夫為了賑救人類而拿取動物內臟救人等等……。一世世呈現、一世世化解、真相大白，後面要做的功課都讓我心甘情願地臣服，所有發生的事件，都是體驗與學習，不擴大殘暴部分，需要被看見的是行為背後

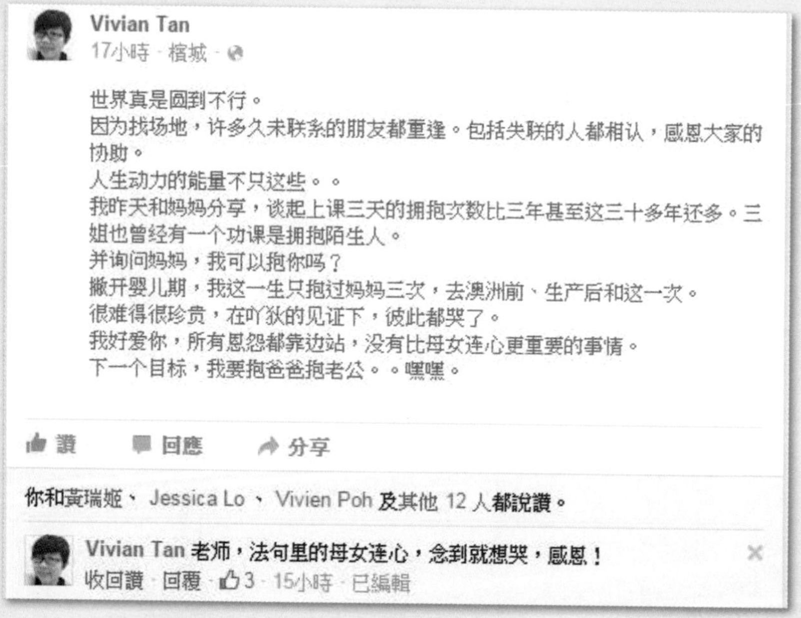
Vivian Tan
17小時 · 檳城 ·

世界真是圆到不行。
因为找场地，许多久未联系的朋友都重逢。包括失联的人都相认，感恩大家的协助。
人生动力的能量不只这些。。
我昨天和妈妈分享，谈起上课三天的拥抱次数比三年甚至这三十多年还多。三姐也曾经有一个功课是拥抱陌生人。
并询问妈妈，我可以抱你吗？
撇开婴儿期，我这一生只抱过妈妈三次，去澳洲前、生产后和这一次。
很难得很珍贵，在吖狄的见证下，彼此都哭了。
我好爱你，所有恩怨都靠边站，没有比母女连心更重要的事情。
下一个目标，我要抱爸爸抱老公。。嘿嘿。

讚 回應 分享

你和黃瑞姬、Jessica Lo、Vivien Poh 及其他 12 人都說讚。

Vivian Tan 老师，法句里的母女连心，念到就想哭，感恩！
收回讚 · 回覆 · 3 · 15小時 · 已編輯

對族人的愛與關懷，使命之大，要去體會，再來，有趣的部分是，我曾經跟三姐說過自己有時會暴食、阿狄也有吃不飽的問題，在解的過程餓到不行，而其實排列前已經吃飽了，能量場域是一個言語無法解釋的現象，當下的狀況結合過去一世的能量，去做整合得到療癒……我的個案是人生動力13大課題的地球之旅及家族業力的替代與追隨。

Om Krishna Jay Om Ta Lin Jay

／馬來西亞

今天，應該從昨天說起。昨天去參加了人生動力，去到才知道我有得排列，可是我不知道自己要排列什麼，看著大家輪流排，有些啟發，我便做了一個對答。我有什麼標題？懷疑。不信任自己的決定。相信別人多過自己。我很想要相信神，把自己交托給神，可是我害怕失去自己，恐懼無法控制。可是，我明明就相信神啊。啊，那是頭腦在恐嚇我啊。我應該相信自己，順應自然。于是排列的課題，我決定交出去，交給能量場來決定（後來跟老師談後，反而有了決定）。信任，交托，臣服，只需要一個轉念。今天下午，老師給我們練習心對心的擁抱，很神奇的，我「看到」每個人的心輪有光流動，有粉紅色的、青色的、白色的、黃色的，每個人不同。我看到我們的光在流動，從我心到你心，從你心至我心。我們同時在給出，也在接收。原來每個人都能給出光與能量，不需要高深莫測的特異功能，只要你念到，光便到。接下來，我跟隨歌曲起舞。那是Krishna的歌，Krishna是浴光八位靈性協助者之一，我從來沒有感應到他。跳舞的時候，Krishna洒下一道很大很亮的白光，從我頭頂而降，照亮課室。我感覺到喜悅，Krishna給我祝福，那是從來沒有過的體驗。他引領我跳這支舞，為著神性的祝福。我一直恐懼的，放下小我，我會在哪裡？我會不會不見？我今天明白，放下小我，我在這裡。我感覺到我的存在，很實在的，很清楚的，沒有不在，反而更實在。

Liew Goh Swee／馬來西亞

我的意識里有恐懼。那是很微弱的黑暗。我知道必須信任自己，完完全全，無條件。如果生活裡面對巨大壓力或情緒失調，身體會離我而去。恐懼，它攀附在免疫系統裡，表現在我的血液系統，大量肆虐和破壞血小板，而我經歷的痊癒方式，是服食高份量的類固醇，換來的代價是亢奮心悸，脂肪堆積，荷爾蒙失調，月亮臉，好多好多……。兩次的淪陷而後靠類固醇痊癒，看似無生命危機，但每一次驗血後，我心如鹿撞，走進診所時只想看到醫生喜悅的臉。所以我祈願自己有福報，靠那份人生福報給我送來正常的血小板指數。我的恐懼，仍在身體痊癒中肆無忌憚的攻擊我。在一次殊勝的因緣下，我參加了人生動力密集班並參與排列，通過人生動力療法，我才理解原來自己的免疫系統病是源自於我內心深處想死找死的意願。在動力場上，我清清楚楚走進自己的意識隧道里，找到那列要死的火車，看著它穿梭，結果被三姐發現，讓我及時剎車。然後三姐引導我找回自己的生存意願，那是愛我的家人。就是那一次，我感覺自己脫胎換骨。對於自己，我已經找回自主權，對於自己身心的。我的恐懼被釋放了，留下了對自己的信任與愛。二〇一五年結束以前，我越洋搬家，又再次承受壓力和情緒的襲擊，身體抵抗的方式，借由無法根治的咳嗽呈現，整整一個月。我知道自己不必找死，完全信任自己，於是我選擇等待，真的，壓力過去了，情緒轉化了，最後我的咳嗽痊癒了。而我那絲微弱的黑暗，繼續微弱著。

感恩人生動力這盞燈。

Chewping Yow／馬來西亞

兩次在人生動力排列裡面相遇。從否認、到理解到接受。這樣的過程，讓我心靈平和。讓我明確體認父母對我的影響和重要性。讓我從心連接父母愛的能量。過去幾年的否定、急燥、不安的面對人際互動，漸漸獲得內在的平和。

我想我的第一次工作坊的收獲是【我看見我自己】。踏實的踏在地球上生活。

第二次，在密集工作坊裡。我發現

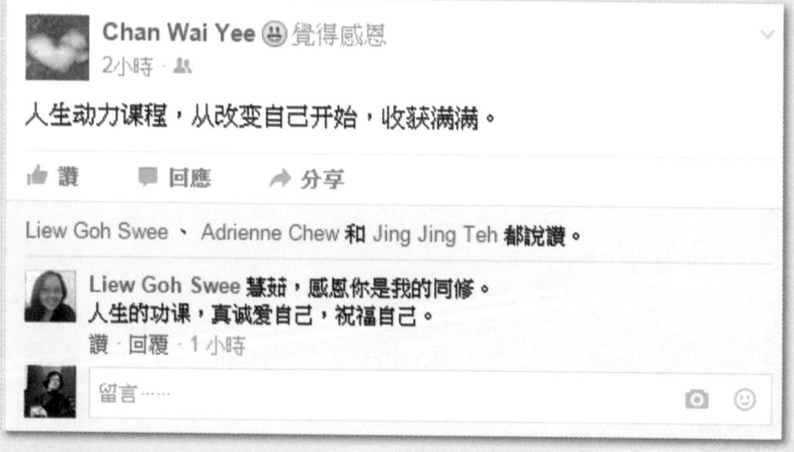
Chan Wai Yee 覺得感恩
2小時
人生动力课程，从改变自己开始，收获满满。
讚
回應
分享
Liew Goh Swee、Adrienne Chew 和 Jing Jing Teh 都說讚。
Liew Goh Swee 慧茹，感恩你是我的同修。
人生的功课，真诚爱自己，祝福自己。
讚 · 回覆 · 1 小時
留言……

我自己有勇氣看見畫面。我嘗試臣服，不帶批判的面對畫面。放開尋找【真相】的慾望。我只想將滯留的情緒帶回光和愛的地方。人生到此，人身也到這個時候，經歷了多少故事，在此時此刻還有機會探究宇宙真理，已經是一個恩典。謝謝老師的包容和提點，祝福您！）

Yvonne Chua／新加坡

現在的我有了多一點點勇氣面對人事物，不再像以前一樣總是逃避……，三姐帶領的人生動力密集班，在能量場裡我受到的支持與保護，解除了一些設定，雖然不是很具體能說出那到底是什麼設定，但是整體上就覺得人變的踏實多了……我現在也正重新體驗有點感覺的人生

Qiu Yun Xuan／新加坡

有時覺得當家庭主婦沒有錢、沒有權利，原來這是媽媽給我的印象。

有時會覺得自己很沒用，原來這是媽媽認為爸爸覺得她沒有用。每次與丈夫吵架，我會將問題歸咎到自己身上，不表達、不發怒，將所有痛苦都積壓在心裡，原來我複製了媽媽與爸爸相處的方法。最近，把剛修好的車撞壞了，覺得難過，又更覺得自己很沒用，怕被責備。卡了一整天的心結，用了人生動力的法句，我大哭宣洩情緒兩個多小時，很累卻感到痛快無比。而經過這次，我又解了一些設定，我覺得自己平靜不少。

Eve Hu／新加坡

「孩子，家族設定離開你了，媽媽有無法形容的喜悅。你有你要走的路，不用為了迎合家人而委屈自己。請你誠實地面對自己，盡情去探索你的世界，做你想做的事。媽媽都會支持你，愛你，祝福你。」

多年前，透過人生動力處理自己的問題，終於覺察到自己與原生家庭有著負面的連結。因為父母的不理會，我恐怕有一天，他們真的不再要我、不再愛我，而離開我，放棄我……，為了自保，我向父母訂了一個約，就是「我一生為取悅父母而活」。想不到這個設定就是如此主導了我的人生，明白了為甚麼我不敢向人表達、不知道自己是誰、對愛自己如此抗拒、如此多思多慮、腦中常有雜亂的意念、對許多事物只有批評而沒有欣賞……。我覺察了這來自家族的設定，自我父母、兄弟姊妹、甚至是下一代的家族成員，也被這個設定困住了。透過人生動力能量場，奇蹟開始發生，生命自此轉變！心清晰了，感覺到我內在的喜悅、對自己已有了感覺、呼吸順暢、身體輕鬆、有足夠的安全感去表達自己，我感到能量出來了，有足夠的勇氣去選擇，並付諸行動實踐出來……。

親愛的祖母，你快樂嗎？ 邱妙瑩／鹿特丹

我一直以為，我和祖母的感情不深。

祖母在我七歲時就去世了，每當我嘗試想起祖母，感覺總是很遙遠很模糊，必須靠照片才記起她的樣子。那麼多年以來，每當別人問起我的祖母，我都會說我對她沒有太深刻的印象，情感上沒有太深的連結。

後來我也開始感到懷疑，怎麼可能會沒有甚麼記憶呢？祖母跟我們同住在一個屋檐下，天天生活在一起啊。

然後讀到一些身心靈的書籍，說到如果你對童年某個階段沒甚麼記憶，那可能是發生了甚麼事情造成創傷，為了保護自己，為了生存，小孩會自動切斷記憶和情感的連結。可是，這些說法依然無法讓我在情感上去靠近祖母，切斷的感覺依然存在。

後來我去上人生動力團體排列，有好幾次被選做媽媽的代表，幾乎次次都很相似，那些媽媽都是感覺孤立無助，不被丈夫和子女瞭解，自我價值低落，感覺自己不被尊重等等。當我一次又一次代表這樣的女人時，才想起自己父母的家族裡頭，世世代代的女人就是這樣啊，讓我一次又一次從這個角度去體會她們的感受。上一代的媽媽們，感覺是如此沈重，是多麼不快樂啊。直到我代表一個心臟病發死去的婦人，我才第一次跟祖母有所連結。

記得當時我躺在地上，在能量場的包圍下，我的身心清楚的感覺到這是一個多麼不快樂，充滿怨恨的媽媽。我感覺到她心裡渴望被愛，同時很生氣她的丈夫不理會她。她感到精疲力盡，很厭倦每天從早忙到晚上，照顧一家十幾口的生活。

心裡突然閃過一個念頭，咦，這不就跟我祖母很像嗎？祖母也是心臟病發去世的。那一刻，是我第一次感覺到，我和祖母是多麼的靠近。

我記起了，從小到大，我一直渴望擺脫上一代客家女人的命運，我曾經跟自己說，我不要只是做一個家庭主婦，我要有自己的事業，自己的收入，我要做一個自由自在的女人。是的，跟我家族的上一代女人相比，表面看來，我真的過著很不同的生活：我大學畢業，懂得說流利英文，周遊列國，嘗試許多好玩的工作，我曾經以為這一切就是改變。然後呢，直到我成為了媽媽之後，我才發現，我錯了。

孩子出生之後，我就很奇怪的，無心再工作，選擇成為全職媽媽。我還莫名其妙的選擇了離開英國，搬到語言不通的荷蘭，一切都必須重頭來過。雖然我有一個很愛我的先生，一個很可愛健康的兒子，成為全職媽媽之後，大部份時候，卻無法承認自己是一個快樂的媽媽。

每一天的生活，久不久就會被一種強烈的孤獨和無助感襲擊，覺得自己無法擁有，感覺失去了自由。我彷彿變成了另一個人，每當想去為自己進行甚麼計劃，都會感到一股阻力，去打擊自己，覺得這個不可能那個不可能，連騎腳踏車載孩子，也會被莫名恐懼襲擊，怕得要命。接著，當孩子再長大一點，開始懂得對我說不，拒絕配合我時，我被自己爆發的怒氣嚇壞了。我真不明白，既然我那麼愛自己的孩子，為甚麼我會無法控制自己，這些究竟情緒從哪裡來？

我真沒想過，成為媽媽之後，會啟動了潛藏在我身心裡頭，那些來自父母，來自上一代所經歷的種種感受和創傷。如今回顧，不禁恍然，原來我越是抗拒成為上一代的女人，越是要跟她們不同，我也就還在原地踏步，只是在一種反作用力裡頭運作。在情感上，其實並沒有太大改變。身心的感覺上，我還是跟她們一樣，跟祖母，跟媽媽一樣。

唯有停止抗拒，唯有承認自己跟祖母，跟媽媽有一樣的感受，不再切斷，才會有所連結，才終於開始踏上療癒的路。如今我可以走到這裡，寫下這一篇文章，不得不衷心感謝上一代的女人，我的祖母，外婆和母親，是她們生命中的種種經歷，形成了這樣一股強大動力，引領我穿越冷冷的陰暗的隧道，開始走向溫暖和光明。

如果時光可以倒流，站在祖母身邊，我會溫柔的握住她的手，我想問她：親愛的祖母，你快樂嗎？

Lian Kian Lek／馬來西亞

暈船浪

我一直有暈船 sea sickness 的問題。

印象中在墨爾本讀書時，和朋友出海釣魚，我從船開出海一直吐。朋友不知道是好心，還是聽到不間斷吐的聲音沒心情釣魚，提早回到碼頭。我吐了兩個小時吧。連阿媽都不認得。

最後一次暈船在柏林。在平靜無浪的湖上。是的是湖。lake。問題不是有沒有浪，是船小。每當船停在 jetty 要用繩子索在欄桿，前後走動，小船會晃。我就會暈，還沒到要吐的時候，我會忍著，遠看水平線，冒冷汗，手腳冰冷僵硬，腹部抽筋，很想吐，不久就吐了。心裡感覺很想死。

這一次不在海上，沒有浪，是船停放湖邊的 5 分鐘時間。

我知道這是不尋常的感受和經歷。並不是朋友說的公主病發作。回到家裡靜心，看了幾天，道行不夠看不出來。直覺告訴我要在人生動力工作坊查看這事。

以前的我是會置之不理，認為這個不幸是我的體質問題，反正就是live with it，或者認為吃藥囉，又不是什麼大問題。現在的我，不這樣想了。我知道這個是我的身體傳達給我的一個訊息，要我面對。

記得Dr Huang黃醫師說過：「人寧願痛苦也不願辛苦」我對這句話的感觸很深。很多人要他們忍受很大的身心煎熬，經歷反覆惡性循環，ok可以。可是要他們辛苦的踏出一步做出改變，一定不行。一般人，想法很變態。我和自己的身體說，謝謝你送來的訊息，我聽見了，感受到了。我來到這個地球是要享樂的，沒有要痛苦一生。我可以幸苦。我可以拿出勇氣面對，面對改變。過了沒多久我在人生動力場上就這個問題做了一次排列。

今天，也就是現在，折騰我多年的暈船不藥而癒。

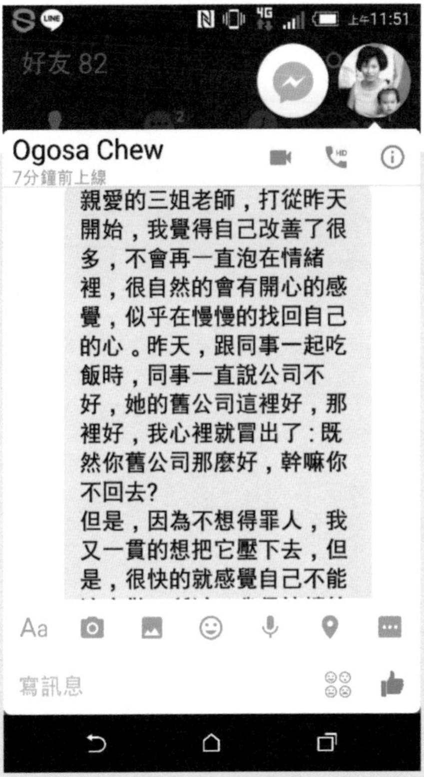

好友 82

Ogosa Chew

7分鐘前上線

親愛的三姐老師，打從昨天開始，我覺得自己改善了很多，不會再一直泡在情緒裡，很自然的會有開心的感覺，似乎在慢慢的找回自己的心。昨天，跟同事一起吃飯時，同事一直說公司不好，她的舊公司這裡好，那裡好，我心裡就冒出了：既然你舊公司那麼好，幹嘛你不回去？

但是，因為不想得罪人，我又一貫的想把它壓下去，但是，很快的就感覺自己不能

寫訊息

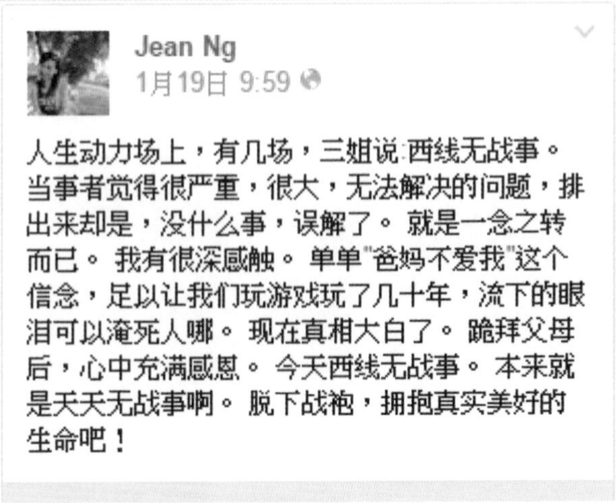

Jean Ng

1月19日 9:59

人生动力场上，有几场，三姐说：西线无战事。当事者觉得很严重，很大，无法解决的问题，排出来却是，没什么事，误解了。就是一念之转而已。我有很深感触。单单"爸妈不爱我"这个信念，足以让我们玩游戏玩了几十年，流下的眼泪可以淹死人哪。现在真相大白了。跪拜父母后，心中充满感恩。今天西线无战事。本来就是天天无战事啊。脱下战袍，拥抱真实美好的生命吧！

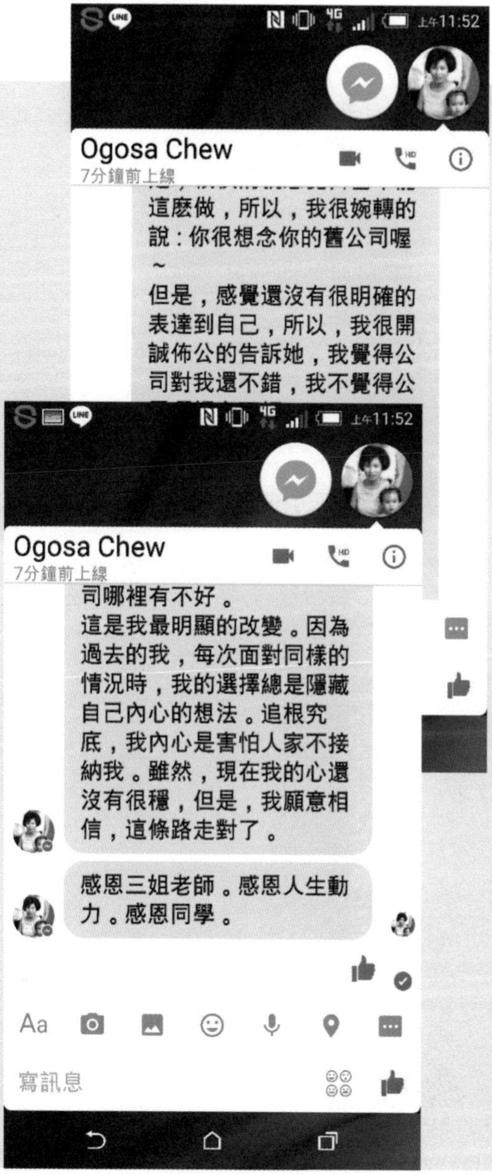
上午11:52
Ogosa Chew
7分鐘前上線
這麼做，所以，我很婉轉的說：你很想念你的舊公司喔～
但是，感覺還沒有很明確的表達到自己，所以，我很開誠佈公的告訴她，我覺得公司對我還不錯，我不覺得公
上午11:52
Ogosa Chew
7分鐘前上線
司哪裡有不好。
這是我最明顯的改變。因為過去的我，每次面對同樣的情況時，我的選擇總是隱藏自己內心的想法。追根究底，我內心是害怕人家不接納我。雖然，現在我的心還沒有很穩，但是，我願意相信，這條路走對了。
感恩三姐老師。感恩人生動力。感恩同學。
Aa
寫訊息

賴靜瑩
中興大學分子生物學研究所博士，台灣中臺科技大學助理教授
人生動力團體與個人引導師

在覺知中體驗生命

我發現自己的世界不再只是那個暗無天日的囚牢，而是外面那個廣大無垠的蔚藍天空。

原來，生命並不是我以為的那樣，這是我在接觸了人生動力療法之後才明白的。

五年前的癌症，是個牽引我接觸黃鼎殷醫師的人生動力療法的因緣。當時的我，苟延殘喘地活著，以為人生就是如此了，覺得生命中的生老病死，總是在該來的時候來，該走的時候誰也無法攔得住。對於生活與宿命中太多的無奈，讓我被囚禁在自我封閉的象牙塔裡，無法想像外面的天空究竟可以有多遼闊，就這樣，我被鎖死在自以為是的世界裡，我的內在充滿了灰暗，慣有的生命模式正帶領著我往死亡的道路前進，我毫無招架能力，只能被宿命拖著走，生命裡除了悲哀，僅存的就只是暫且的呼吸……

那時候，我的生命裡充滿了矛盾與諷刺，更甚的是，我的工作

居然還是教育工作者，面對眼前洋溢著青春的年輕生命，我以偽裝後的自信與專業機械般地回應著，雖然這對我而言並不是件難事，因為我一直都是如此，然而，可悲的是，我能夠給這些學生的，除了頭腦裡所累積的專業知識外，其餘的我一無所有，更別遑論以前古人所謂的師者，傳道、授業、解惑者也！

直到我得了癌症，或許這是上天恩賜我在此生的最後一次機會，我接觸了黃鼎殷醫師與他所發展出來的人生動力療法。

我的生命特質總是偏向極端：極端地壓抑、極端地叛逆，極端地固執，連我面對生死的關卡，我也用了極端的方式——癌症的死亡，來逼迫自己，當初那個願意讓我面對我那早已扭曲的世界的動力，就只是希望自己還能夠繼續活下去……

藉由人生動力的療法，就在黃鼎殷醫師的引導中，我看見了自己崩潰的情緒，我看見了自己因恐懼而將自我封閉，我看見了自己極度壓抑的悲傷、憤怒與委屈，我看見了那個慘不忍睹、扭曲變形的自己……而這一切，竟然都在被看見後一一的消散，當我順著當下的情境與情緒之流而流動時，似乎也有個覺察在覺察著這一切的發生，這是多麼的不可思議啊！我能夠如此親密且深入地體驗著生命每一刻的當下，也能夠如此地覺察著一切在我生命中的每個發生，這讓我頓時跳脫了那個將我囚禁的小小象牙塔，我發現自己的世界不再只是那個暗無天日的囚牢，而是外面那個廣大無垠的蔚藍天空。

我的世界再也不一樣了，就在人生動力療法的過程中，我意識到一個比以前更大的自己，它讓我直接深入地體驗著生命中情緒的每個脈動，也讓我能夠覺察著當下所有的發生，我終於能夠隨著生命之流的流動，順流而行。

如今，我仍舊在教育工作者的崗位上，但是不再只是將自己所累積的知識傳遞給這些年輕的學子，因為，我在他們的眼中更看見他們對於生命的熱愛與期盼；因此，我開始與他們分享我的生命歷程，分享生命的痛苦所帶給我的意義，分享自己是如何面對這讓人錯愕的生命困境，也與他們分享這個我藉由人生動力療法而領受到的生命的珍貴與美好。

至今，我依舊感到這一切的發生是如此地不可思議。感謝黃鼎殷醫師，感謝人生動力療法，更感謝上蒼能夠讓我藉由生命中的困境，體驗到這生命無上的價值與意義。

衷心地期盼，這奇妙的人生動力療法，也同樣能夠帶領您們體認生命另一個嶄新且更為開闊的心世界。

曹秋萍
台灣國小教師，具備人生動力個人動力師資格

自由的呼吸

透過人生動力我也脫去一層又一層的偽裝，實實在在地看見自己，呼吸到純粹、自由的空氣。

認識黃鼎殷醫師，是生命中重要的分水嶺。在此之前，習慣待在舒適圈是個性使然，我也覺得沒啥不好，小學老師的工作似乎可以日復一日、年復一年。但是，聽過黃醫師的人生動力之後，我開始思索，我真的要這樣過一生嗎？

以往我在工作或是生活中不順遂時，總是怪老天待我不公：遇上一個已婚男子，最後不得不成為一個單親媽媽；還得承擔娘家無止盡的金錢黑洞，錢永遠不夠用……話雖如此，反正擔任教職的薪水也還足以過活，天天難過天天過。其實無以名狀的怨懟與恐懼早就綁架了我，也阻礙了我去面對問題的腳步。

內在的渴望撞擊著我：如果我不能坦然面對自己，如何站在講台上面對一張張天真的求知的臉？如果生命教育不是從自己的生

命探索起，甚至揭開雖癒合卻化膿的瘡疤，又怎麼可能碰觸得到核心？我不想繼續在書本上紙上談兵，漫長的學習、培育管道無法觸及的關於生命的課題，我在黃醫師的人生動力中一次又一次的受到震撼，透過人生動力我也脫去一層又一層的偽裝，實實在在地看見自己，呼吸到純粹、自由的空氣。

每次看到黃醫師，那旺盛的生命力，光是待在他身邊就能深深被感染。他嘗試過各種療法，聽過的沒聽過的，似乎他都試過了，只為了能給人帶來真正的解除痛苦不幸疾病的良方。雖然我不承認自己有什麼大的問題，但他讓我看到自己的習性——可能會一輩子得過且過下去，我—才—不—要！於是，坦然面對婚姻失敗，我重新拾回與女兒的那份親密，更多了一份包容在單親學生身上；娘家的金錢黑洞透過黃醫師的感動三十也漸漸減輕；而持續解除設定的過程，更是驚心動魄！個人動力中，我最常感覺自己像一顆石頭，因為不想面對痛苦不堪的種種問題，這也跟我不願跨出舒適圈息息相關！還有我的好面子，寧當一枝美美的塑膠花，也不願接受會枯萎的真實生命。啊！接受帶來更大的自由！每回解除設定之後，腦袋空了，那呼吸中不帶任何情緒在裡頭的自由的感覺，真的很棒！我越認識、了解自己，也越能看到許多學生、許多人痛苦不幸疾病的根源，誠摯推薦人生動力給每一位想從痛苦不幸疾病中解脫出來的人。

黃麗觀
人生動力團體及個人動力師督導

行在心人生的路上

此刻，這些力量，已經不再是我自己生命的蛻變與成長，而是為了更廣大的目標存在著。

幾年前我的人生轉了個彎，離開了原本工作二十多年的公司，也因緣際會進入了黃鼎殷醫師自然醫學團隊。

隨著歲月的流動，我承擔了並繼續體驗著今生的人生劇碼，命運的操盤手，肆意地毫不留情的加碼，怕我不夠痛、記不牢，派的人生課題一件比一件刻骨銘心。

人生動力開啟了，我從心認識並連結與親友間不同的相處模式，更改變了我對金錢的認識與了解。

這些年來，我一直透過人生動力，協助許多因為金錢而受苦的人，金錢能量的問題，其實往往就是人生命中那些所有的痛苦與不幸。在動力排列裡，我總是看著學員勇敢的去面對自己的內在世界，面對自己的原生家庭，學習生命帶來的功課，然後改變，蛻變。

因為這些歲月感悟的學習，我察覺在全然真心與感動的背後推展開來的力量。

此刻，這些力量，已經不再是我自己生命的蛻變與成長，而是為了更廣大的目標存在著。

人生動力給了我一個新任務，祂期望著我們可以將人生動力帶給更多需要幫助的人，現在我也要走向這條路，讓人生動力幫助即使因為金錢貧困的人們，也能成長與改變，改變自己的命運。

張嘉方
護理師，身心健康管理師同時亦是人生動力個人與團體動力師督導

自由的心開啟豐盛的旅程

從一個生病的小女孩走向一個助人工作者，我想收穫最多的是自己。

過去我走在黑暗的邊緣，也因黑暗的邊緣，豐沛的情緒，使我走上這條豐盛的路。

多年前認識黃醫師，那時我對內在的渴望與需要連我自己都不知道怎麼回事，卻因為一句「你想死」，開啟了我認識自己的渴望，於是與黃醫師一起離開醫院，走向了不一樣的路。

從一個生病的小女孩走向一個助人工作者，我想收穫最多的是自己。

我是個小女生，愛幻想愛作夢的女孩，卻也讓我困在情感苦楚裡，曾經我愛的人深深傷了我，用生命在愛人的我，就如同死去一樣。充滿愛的我，突然間，無法愛人，而這源自於將生命賭在一個

男人的身上，我失去了自己，所以我開始了身體的疾病與悲傷憤怒的矛盾內在，各式各樣的問題與情緒吞沒了自己。

自艾自憐成為我生活的一部分，誰比我可憐，我自認我最可憐，而我忘記了我的幸福，我忘記了家人與朋友，忘記了自己所擁有的，會的就是告訴自己自己有多差，我創造了各種情境讓自己陷在我是一個可憐的女孩，生病是我最拿手的，這時我已經開始接觸自然醫學了，我教人如何過好生活，但我卻仍身處於情緒的黑暗裡，身體不時的出現狀況。

那時的我喜歡那樣，因為黑暗讓我有力量，我享受於從最低潮往上調整的快樂，所以當我在面對各式各樣因為情感受苦的男女時，我一眼就知道了，為什麼知道，因為我搞自己時你們誰也拼不過我的，那段日子黃醫師為我做個案，數以百計的個案排列，而這背後更帶起了我過去的，我的原生家庭，透過黑暗，我重新看到自己的幸福，我的心重新獲得了自由。因為心自由了，我像是花蝴蝶般的展次高飛，像是在經歷豐盛的旅行。

還好，有你「人生動力」，當我生活中再次遇到挫折，當我又有我痛苦不幸時，我就可以用這個方法離苦得樂。

還好，有你「人生動力」，可以做為我助人的工具，每每看到這些跟我一樣問題的朋友個案，我有個方法可以告訴他們。

還好，有你「人生動力」，讓我們可以用行動完成那些未完成的情境，與完整的經歷情緒。

還好，有你「人生動力」，原如黑夜的心，被一道道的光射入，一股暖流，溫暖了我，始得我有了自由的心與豐盛的人生

二十歲時我認識了你們，黃鼎殷醫師與「人生動力」的前身，讓我有了動力，改變我的命運。現在，我三十多歲了，我用「人生動力」改變許許多多人們的命運。

「人生動力」，只要你願意去學習與體驗，你必定發現他其中的奧秘與美好。改變命運走向一條自由與豐盛的人生吧。

Louise Pang
人生動力個人引導師

打開了潘朵拉的盒子

我感受到「人生動力」對我的改變，所以我決定去學習這一套系統。在「人生動力」培訓到後來當上主辦課程和個人動力師……

人生動力療法，一個叫我又愛又恨的名字。愛，是愛他能夠讓我看到生命的美好；恨，是恨在療癒過程中要我重新血淋淋的經歷自己一直想要逃避的部分。

一直以來都有很多機會接觸中外東西方不同的療癒方式，也會應用於生活上。直到有一段時間，情緒和身體都出現狀況，對自己的生命從未如此感到無力，對自己什麼方法都用上了，身體還是不聽話，眼淚還是在流。

當時身邊好幾位朋友已經對我說過「人生動力」這幾個字，我根本聽不進去；有一天又有另外一位朋友對我說：「你去上這個叫「人生動力」的課吧，會幫到你的。」心想：「這是第 N 次聽到這個名字，也許要好好的去看一看。」就是這樣，那天，我出現在「人生動力」工作坊裡。看著坐在面前的黃鼎殷醫師，默默在想自己要處理什麼，也在納悶：「這個人就是老師嗎？」這時後黃醫師問我為什麼我要來上課，我才張開嘴巴，眼淚又流出來了。只見他輕輕說：「OK，你已經預備好了。」

那天的課，一邊在吼著我要吼的，一邊唸著黃醫師要我說的句子，我看到另外一個自己，原來我是這麼憤怒，原來我是那麼悲傷，原來我可以那麼怨毒、歇斯底里到這個地步，原來一直以來我跟我拒絕聯繫的爸爸和祖父，還是緊緊的連繫著，也承受著媽媽的痛苦，承受著怪責自己作為女兒不孝的痛苦和憤怒。那天，我躺在地上跟爸爸一起死去了，那天我再次出生了。

那一次的工作坊以後，我好像打開了潘朵拉的盒子一樣，看到很多叫我又愛又恨的新發現：恨的是看到所有自己碰上的「不幸」，也是自己的責任，愛的是正因為是自己的責任，我才有能力去改變它們，把自己生命裡的「不幸」變成對自己的祝福。一次又一次的團體動力和個人動力，赤裸裸地面對自己的情緒、工作、感情關係、跟自己的關係……讓我深深的感受到，我並不是孤單一個人；而是跟我的原生家庭、我的家族甚至前世有著千絲萬縷的關係。通過了解和療癒我們彼此之間的創傷，我在動力場上和個人動力裡，終於能夠看見健康快樂的媽媽，也看到已過世爸爸，他已經不再是之前在個人動力裡經常看到的形象：一個血流披面的鬼，而是充滿著生命力，滿面笑容的爸爸；手上戴著和媽媽那一隻一模一樣的結婚戒指，我看見那手指上的皮膚、皮膚上的毛孔，還有他身上穿著他最喜歡的西裝；他們在我身旁，和我肩並肩的站著，我們手拉著手，我的生命鐵三角被重新建立好了。

我感受到「人生動力」對我的改變，所以我決定去學習這一套系統。在「人生動力」培訓到後來當上主辦課程和個人動力師的道路上，繼續接受黃醫師和三姐帶領的團體動力、幫自己做個人動力、拿到執照後面對個案，甚至在主辦課程跟三姐的合作關係中，不斷的看到一個比一個真實的自己，重新看到希望，讓我更加有力量站在地球上。

畢竟，人生往往都是愛恨交纏，只要知道恨的最終原因也是因為愛，慢慢便可以感受到生命給我們許多問題的答案，都會回到愛這個源頭那裡去，便會有動力讓自己繼續精彩地活著。

准個人動力師實習生
Erica
May
Jama
Vinas
Jacky
Frances
學梅

人生動力啟動班講師群

睿羚	陳璦言
王欣蓉	淑娟
王瑞雪	琇美
秀蘭	頤辰
趙淑真	秀美
郭莉棋	秀娥
徐彩因	妘箐
曾姿敏	Emy
黃雅	方淑娜
鄭雅文	周麗楨
鄭俊昇	

跋

生活中的感動俯拾皆是，只是我們的勇氣常常不夠
因為我們不知道我們之必然死亡
在死亡之前，一切我們放不下的都顯的虛假不實

在偉大的死亡之前
放下自我所固執的一切

才發現在這一刻
我在了
就好

這就是一份單純

單純之中就有感動
於是順著感動之流
完成它
不斷地在每一刻完成它

我們就能看見這個偉大的設計
成為人
為樂於成為一個人
在地球上
單純而感動地活著

附錄 人生動力療法相關字義

1．死亡意願

死亡意願源自於個人的生存處境已經崩毀的時候，造成個人失去生存的意義。例如，如果某人的父親對此人而言代表了他的生存處境的幾乎全部，那麼如果此人的父親死亡，這個人就容易有跟隨死亡的意願。這個死亡的意願意謂著個人的靈魂面臨著一個抉擇：跟隨舊的生存處境而消失，或是朝向一個更大的生存處境而邁進，例如，整個人類的生存處境，而為著有益於這個更大的生存處境而活下去。如果這個人可以接受父親的死亡，並且以為著更大的存在而活，並且將這份意義與其父親分享，那麼個人就可以繼續地生活下去。

2．設定

這所謂的設定，指的是頭腦的設定，簡而言之，不管你是否有意識到它，它是一直以語言、聲音、文字、圖像等各種形式存在著，未曾消失，因此造成我們內在的詮釋系統，對於外在的發生總是以與設定有關的創傷反應來回應它。

3. 能量

是前於物質的，無形的力量，如水力、風力或是電力。也就是物理學中的能量，Energy。

4. 能量場

每個空間的無形力量所形成的場域，以及描述此能量所能影響的範圍。

5. 波動與粒子二象性

波或波動是擾動或物理信息在空間上傳播的一種物理現象。擾動的形式是任意的。波的傳播速度總是有限的。除了電磁波和引力波能夠在真空中傳播外，大部分波只能在介質中傳播。

簡單的說就是：光的本身有時具有粒子的特性，有時具有波動的特性，由於光同時具有波動與粒子等雙重特性，我們稱其為波粒二象性。愛因斯坦在一九〇五年提出「光的波粒二象性」，認為光既是波動，也是粒子。

6．花草精

花草精是以順勢醫學與花精原理所製造的製劑，而花草精的設名是為了方便民眾了解。花草精除了延續順勢醫學的傳統之外，更進一步將中草藥順勢醫學化，也就是民眾再也不須經過燉煎，也不必忍受刺鼻的藥味或是重金屬的疑慮就可以享受中草藥五千年傳統的功效。

7．一體感

在小我的狀態裡，個體透過成為〈之前小我在沒有感動之下遭受惡行對待與傷害的對象〉來重新回到一體感之中。例如，某甲曾經以刀傷害某乙，而某甲在此行為之後的某一刻也成為了被刀所傷害的人來體會某乙的感受與經歷。在所謂的大我的狀態裡，大我意謂著人我一體，此時有一種同在一個盛大的感動之流中的流動，這也是一體感的呈現。

8．三位一體

父母子為生命之共同體，真正的自己就必須包含父母與自己所形成的結構三位一體。在透過父親與天的連結而通天；透過母親與地球的連結而通地；透過兄弟姊妹與人類的連結而通人際。這三個接通，使人可以進入天人地完整的感動，進入一體感。而這也就是「自己」的定義。

9．樂禧靜心

黃鼎殷醫師結合多年臨床經驗和心理療法，設計出樂禧淨心，這套簡單、直接、深入的身心靈運動，藉由每次各種不同活動的體驗，將壓抑的真心一次一次獲得紓解釋放，內心的困惑頓時也找到了方向。

10．人生動力療法

「人生動力療法」「人生動力」療法是由黃鼎殷醫師獨創，全球第一個以宇宙能量場作為重建「愛的秩序」之療法，結合東方古老禪哲智慧與西方的海寧格家族星座治療，加上在歐洲與台灣多年的臨床經驗，提出人生十三大課題，透過不同的課題，使用不同的法句，讓真理呈現，進而自樹一派的獨特生命課程。「個人動力引導」針對個人更深入的體質、情緒、性格問題，發展出來的創新療法，藉由深層放鬆且保持自由意識的簡單療程，它就如電腦掃毒一樣，將生命中有害有毒的頭腦中的病毒程式掃除，解除您一直無法克服的障礙，有效的解決人生課題。「團體排列」透過人生動力場的展現，你將領悟自身的生命功課，進而重新建立家庭、人際關係等的愛的秩序，藉由團體工作坊的進行，將一生的痛苦、不幸、疾病從容地解開、釋放、解除設定，從而進入生活的感動中，提升生活的品質，預定一個解脫清新的人生。

11．序位

人事物在天然動力場上的定位。例如父親的定位，兒子的定位……這些定位意謂著人若身處於正確的定位之中，愛與能量的流動就會正常與豐沛。如果序位錯了，就會有失序的現象而造成痛苦、不幸與疾病。

12．修格連氏症（Sjogren Syndrome）

一種自體免疫的疾病，http://en.wikipedia.org/wiki/Sjögren's_syndrome。

13．感動

感動一詞常在日常中使用。黃鼎殷醫師在描述一體感之時，特別喜愛以感動來描述它。他也常將感動拆解成：當下一體感的流動。在感動之中沒有對象，人我之別；也無念、無相與無住。這是黃鼎殷醫師教人在日常生活中進入一體感的下手處。

14．空性

佛教術語。指世間萬物都是由因緣合和而成，隨著因緣的變化而生滅，因此任何事物都沒有所謂的「絕對本質」。也作「性空」、「空」。

15．複演

複演指的是重複在自己身上演出與父母相同的痛苦、不幸與疾病的劇碼。

16．內觀

內觀（Vipassana）最早在兩千五百多年前由釋迦牟尼佛所發現並傳授。內觀的意思是「洞察事物究竟的實相」，透過對自身內在的實相觀察，將專注力有系統依序地集中在觀照身體上的感受，從而體驗身心運作過程持續不斷交接所造成的相互影響，身心兩者密切互相關聯。借著觀察、探索自我的模式深入身心共同的根源，將所有不淨雜染消融，達到平穩、安定、和諧，內心充滿著愛與慈悲。

台灣目前內觀的方法是葛印卡老師所傳授，他是印度裔人士，在緬甸出生成長。當他在緬甸時開始跟著烏巴慶長者學習內觀，之後他移居印度並在一九六九年開始傳授內觀法。自一九八二年，由於學習人數十分眾多，於是葛印卡老師開始委任助理老師協助指導課程，並在全世界廣布學習中心。

17．原生家庭

指的是每個人出生的血緣父母與個人所組成的家庭，有時亦有兄弟姊妹。如果有一些個案它們的血緣父母因為各種原因並沒有組成家庭，此時我們仍會稱此個人的父母為原生父母，或是親生父母。相較於非原生家庭，就是對於個案而言，生長的家庭的父母一方以上非為血緣的父母。

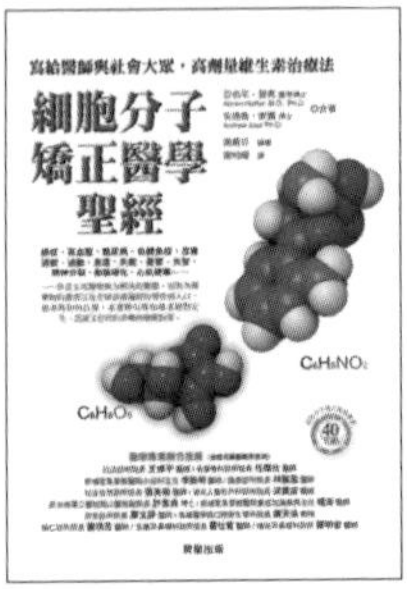

定價：350 元

《細胞分子矯正醫學聖經：寫給醫師與社會大眾，高劑量維生素治療法》

亞伯罕．賀弗 / 安德魯．索爾◎著

本書不僅爲人道胸懷的執業醫生而寫，
更爲了想瞭解慢性病如何徹底斷根的民眾而寫。
本書詳細記載細胞分子矯正 60 年來對慢性病的療癒臨床實錄，
教導你徹底顛覆「一種疾病一種藥」的迷思。
用安全、無副作用的方法徹底療癒惱人的慢性病。

癌症、高血壓、糖尿病、自體免疫、皮膚過敏、
過動、焦慮、失眠、憂鬱、失智、精神分裂、
動脈硬化、心肌梗塞……皆是主流醫療無力解決的難題。
面對各種藥物的毒害以及全球哀鴻遍野的慢性病人口，
患者將如何自保，
本書將引導你尋求絕對安全、
迅速又有效的非藥物療癒對策。

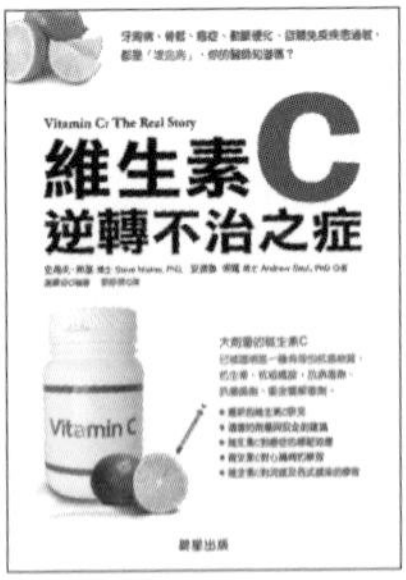

定價：290 元

《維生素C：逆轉不治之症》

史蒂夫．希基 / 安德魯．索爾◎著

牙周病、骨鬆、癌症、動脈硬化、過敏、自體免疫疾患，
都是「壞血病」你的醫師知道嗎？

大劑量的維生素 C，已被證實是一種有效的抗癌物質、
抗生素、抗組織胺、抗病毒劑、抗黴菌劑、重金屬解毒劑

- 以維生素 C 爲主題，探討各種傳染疾病、一般疾病與維生素 C 之間的關聯，以及維生素 C 可以爲這些疾病與人體帶來什麼效果。
- 維生素 C 可以預防、治療與逆轉許多重大的健康問題，並降低高達 50% 的死亡機率。

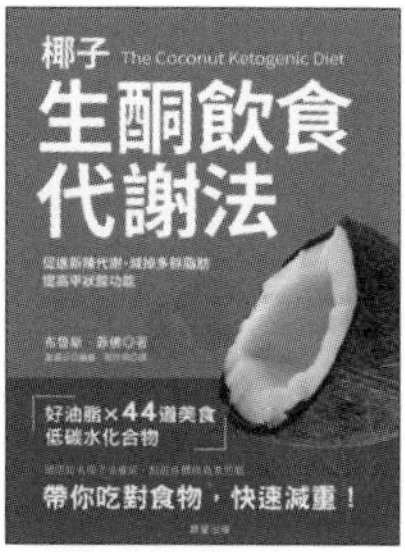

定價：399 元

《椰子生酮飲食代謝法：促進新陳代謝、提高甲狀腺功能、減掉多餘脂肪》

布魯斯 · 菲佛◎著

糖尿病與肥胖原來都是葡萄糖不適症！
讀完全書，你將知道：

▲吃對脂肪來減肥
▲什麼脂肪能促進健康，而什麼脂肪不會
▲如何利用飲食解除身體負擔
▲應該避免哪些會製造問題的食物
▲正確維持體態的方法

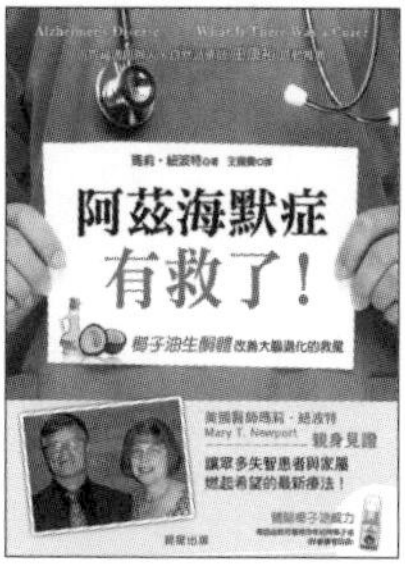

定價：350 元

《阿茲海默症有救了！椰子油生酮體，改善大腦退化的救星》

瑪麗 · 紐波特◎著

美國醫師瑪莉 · 紐波特 (Mary T. Newport) 親身見證
讓眾多失智患者與家屬燃起希望的最新療法

椰子油中的中鏈脂肪酸 (MCFAs)，
能成爲腦細胞葡萄糖的替代燃料「酮體 (Ketones)」，
幫助失智症狀大幅改善！
僅僅每日三餐飲用 2 匙 半，
就成功延緩認知障礙症狀惡化，
讓記憶與認知能力進步、行爲情緒轉變。

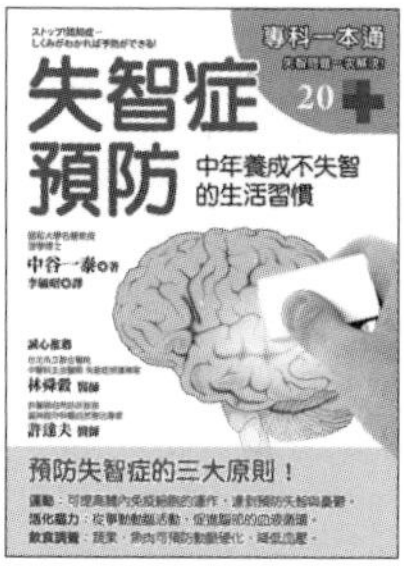

定價：280 元

《失智症預防：中年養成不失智的生活習慣》

中谷一泰◎著

失智症的好發年齡爲 65 歲．
從 40 歲開始預防最爲恰當。

本書以簡單易懂的文字搭配圖示，說明失智症發病原因、防治最新的進展等，給你健康的老年生涯。

失智症不只會造成記憶力退化，還會影響到其他認知功能（如語言、情緒等），對生活造成全面性的傷害。我們無法預期自己與周遭的人是否會罹患失智症，但我們可以爲未來做準備。

本書介紹失智症的發病成因、症狀、類型、保健知識與治療方法。

國家圖書館出版品預行編目資料

人生動力療法：改變命運的心靈手術 / 黃鼎殷；
黃麗觀合著. -- 初版. -- 臺中市 : 晨星, 2016.04
面；　公分. -- (勁草叢書 ; 410)

ISBN 978-986-443-120-5(平裝)

1.心靈療法 2.身心關係

418.98　　105002201

勁草叢書 410

人生動力療法
改變命運的心靈手術

作者　黃鼎殷醫師 口述、黃麗觀 編著
主編　莊雅琦
網路編輯　吳怡蓁
校對　黃淑敏、吳怡蓁
美術編輯　曾麗香
封面設計　陳其燁

創辦人　陳銘民
發行所　晨星出版有限公司
台中市407工業區30路1號
TEL：（04）23595820 FAX：（04）23597123
E-mail: service@morningstar.com.tw
http://www.morningstar.com.tw
行政院新聞局局版台業字第2500號
法律顧問　陳思成律師
初版　西元2016年4月23日
郵政劃撥　22326758（晨星出版有限公司）
讀者服務專線　04-23595819#230

印刷　上好印刷股份有限公司

定價350元

ISBN 978-986-443-120-5

MorningStar Publishing Inc.
Printed in Taiwan

◆讀者回函卡◆

以下資料或許太過繁瑣，但卻是我們瞭解您的唯一途徑

誠摯期待能與您在下一本書中相逢，讓我們一起從閱讀中尋找樂趣吧！

姓名：＿＿＿＿＿＿＿＿　性別：□ 男　□ 女　生日：　／　／

教育程度：＿＿＿＿＿＿

職業：□ 學生　□ 教師　□ 內勤職員　□ 家庭主婦　□ 軍警　□ 企業主管　□ 服務業
□ 製造業　□ SOHO 族　□ 資訊業　□ 醫藥護理　□ 銷售業務　□ 其他

E-mail：＿＿＿＿＿＿＿＿＿＿＿＿　聯絡電話：＿＿＿＿＿＿＿＿

聯絡地址：□□□＿＿＿＿＿＿＿＿＿＿＿＿＿＿＿＿

購買書名：人生動力療法：改變命運的心靈手術

• 誘使您購買此書的原因？

□ 於＿＿＿＿書店尋找新知時　□ 看＿＿＿＿報／雜誌時瞄到

□＿＿＿＿電台 DJ 熱情推薦　□ 親朋好友拍胸脯保證　□ 受海報或文案吸引

□ 電子報或晨星勵志館部落格／粉絲頁　□ 看＿＿＿＿部落格版主推薦

□ 其他編輯萬萬想不到的過程：＿＿＿＿＿＿＿＿＿＿＿＿

• 本書中最吸引您的是哪一篇文章或哪一段話呢？＿＿＿＿＿＿＿＿

• 您覺得本書在哪些規劃上還需要加強或是改進呢？

□ 封面設計　□ 版面編排　□ 字體大小　□ 內容

□ 文／譯筆　□ 其他

• 美好的事物、聲音或影像都很吸引人，但究竟是怎樣的書最能吸引您呢？

□ 價格殺紅眼的書　□ 內容符合需求　□ 贈品大碗又滿意　□ 我誓死效忠此作者

□ 晨星出版，必屬佳作！　□ 千里相逢，即是有緣　□ 其他原因，請務必告訴我們！

＿＿＿＿＿＿＿＿＿＿＿＿＿＿＿＿＿＿＿＿

• 您與眾不同的閱讀品味，也請務必與我們分享：

□ 心靈勵志　□ 未來趨勢　□ 成功勵志　□ 自我成長　□ 宗教哲學　□ 正念禪修

□ 財經企管　□ 社會議題　□ 人物傳記　□ 心理學　□ 美容保健　□ 親子叢書

□ 兩性關係　□ 史地　□ 休閒旅遊　□ 其他

• 您最常到哪個通路購買書籍呢？　□ 博客來　□ 誠品　□ 金石堂　□ 其他＿＿＿＿

• 如果本書出版電子書，您是否會購買？　□ 會　□ 不會　□ 其他＿＿＿＿＿＿

• 如果您有興趣的書同時出版紙本書以及電子書，您會先選擇購買

□ 紙本書　□ 電子書　□ 其他

• 您覺得哪些種類的電子書會讓您想要購買呢？

□ 心靈勵志　□ 語言學習　□ 美容保健　□ 親子叢書　□ 圖文書　□ 其他＿＿＿＿

以上問題想必耗去您不少心力，為免這份心血白費

請務必將此回函郵寄回本社，或傳真至（04）2359-7123，感謝！

若行有餘力，也請不吝賜教，好讓我們可以出版更多更好的書！

• 其他意見：

晨星出版有限公司 編輯群，感謝您！

請填妥後對折裝訂，直接投郵即可，免貼郵票。

廣告回函
台灣中區郵政管理局
登記證第 267 號
免貼郵票

407
台中市工業區 30 路 1 號
晨星出版有限公司

請沿虛線摺下裝訂，謝謝！

填回函，送好書

凡詳填《人生動力療法》回函，並附加工本費 60 元馬上送好書！

【限台灣本島】

《第二圈能量》

妮可 · 基嫚就是經過作者的訓練而成功的實例！

教你如何操控身體、呼吸、聲音、心智、
感情、精神的各種聚焦能量，
讓你充分發揮「第二圈能量」潛能，
找回與生俱來的專注力，
改變你看待、傾聽、思考、感覺和學習事物的態度。

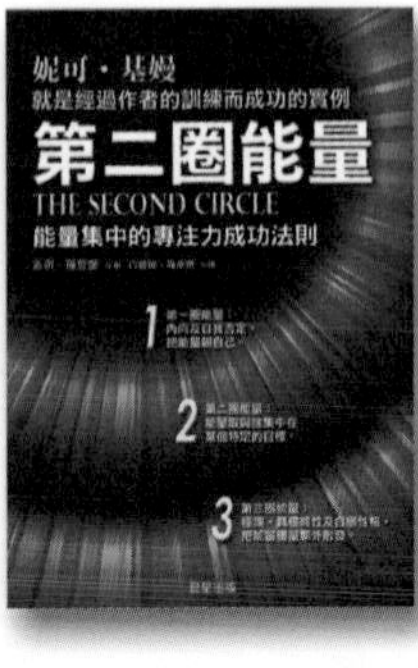

數量有限，送完為止
原價：280 元